U0190947

脑机接口
电路与系统

Brain-Machine Interface Circuits and Systems

[荷] 阿米尔·齐亚约（Amir Zjajo） 著
张 旭 袁 芳 姚兆林 译
顾 明 校

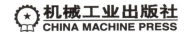

机械工业出版社
CHINA MACHINE PRESS

本书从电路和系统层面，介绍了实现脑机接口集成电路的若干关键核心技术。在电路层面，介绍了具有电容反馈低噪声放大器和电容衰减带通滤波器的低功率神经信号调节系统，以及几种分别基于电压域、电流域和时间域等方法实现的A/D转换器，并从电路架构层次评估了如何在噪声、速度和功耗之间进行折中；在系统层面，介绍了基于非线性能量算子尖峰探测和基于核函数的多类支持向量机分类的128通道可编程神经尖峰信号分类器。另外，还提出了在神经接口设计中应对工艺偏差的多变量优化方法。

本书适合人工智能、生物医学、神经科学、微电子等专业，特别是从事脑机接口技术研究的人士阅读参考。

Translation from English language edition:

Brain-Machine Interface:Circuits and Systems

By Amir Zjajo

Copyright © Springer International Publishing Switzerland,2016

This edition has been translated and published under licence from

Springer Nature Switzerland AG.

本书由Springer授权机械工业出版社在中国大陆地区（不包括香港、澳门特别行政区及台湾地区）销售。未经许可之出口，视为违反著作权法，将受法律之制裁。

北京市版权局著作权合同登记　图字：01-2020-1600号

图书在版编目（CIP）数据

脑机接口电路与系统 /（荷）阿米尔·齐亚约著；张旭，袁芳，姚兆林译 .
—北京：机械工业出版社，2020.5（2024.2重印）

书名原文：Brain-Machine Interface Circuits and Systems

ISBN 978-7-111-65444-5

Ⅰ . ①脑… Ⅱ . ①阿… ②张… ③袁… ④姚… Ⅲ . ①脑科学 – 人 – 机系统 – 研究 Ⅳ . ① R338.2 ② R318.04

中国版本图书馆 CIP 数据核字（2020）第 068350 号

机械工业出版社（北京市百万庄大街 22 号　邮政编码 100037）
策划编辑：吕　潇　责任编辑：吕　潇
责任校对：陈　越　封面设计：马精明
责任印制：李　昂

北京中科印刷有限公司印刷

2024 年 2 月第 1 版第 4 次印刷

169mm × 239mm · 9.75 印张 · 2 插页 · 190 千字

标准书号：ISBN 978-7-111-65444-5

定价：99.00 元

电话服务　　　　　　　　网络服务

客服电话：010-88361066　机 工 官 网：www.cmpbook.com
　　　　　010-88379833　机 工 官 博：weibo.com/cmp1952
　　　　　010-68326294　金 书 网：www.golden-book.com
封底无防伪标均为盗版　机工教育服务网：www.cmpedu.com

译者序

　　近年来由于脑科学与人工智能技术的迅猛发展，脑机接口技术得到了飞速的发展，取得了长足的进步已逐渐成为当前神经工程领域中最活跃的研究方向之一，在生物医学、神经康复和智能机器人等领域具有重要的研究意义和巨大的应用潜力，应用领域也在逐渐扩大。但目前我国已经出版的专注于脑机接口电路与系统方面的书籍还不多见。因此在江苏产业技术研究院脑机融合智能技术研究所的支持下，我们决定翻译本书，希望译本早日与读者见面，从而对人工智能、生命健康领域的从业人员以及生物医学、神经科学、微电子学等相关专业的师生有所裨益。

　　原书作者 Amir Zjajo 博士任职于荷兰代尔夫特理工大学，在面向移动健康的低功耗混合信号电路与系统以及面向认知的神经形态电路与系统领域造诣颇深，是欧洲在该领域较活跃的新锐学者之一。2018年，机械工业出版社曾出版其著作 *Low-Power High-Resolution Analog to Digital Converters：Design，Test and Calibration*（Springer 2011）译本——《低功率、高分辨率的 A-D 转换器》。时隔三年，再次将 *Brain-Machine Interface Circuits and Systems*（Springer 2016）——《脑机接口电路与系统》这部专著引入国内，向国内读者系统性地介绍脑机接口芯片的电路级与系统级实现技术，以及实现该类芯片在设计和量产过程中所需注意到的一些问题和方法。

　　本书由多人合作翻译，不同译者在遣词用句上难免存在一定的差异，但在专业名词上采用了统一的规范，并尽量使概念术语与国内习惯的规范译名相符，以免给读者造成不便。

　　全书共分 6 章，另有附录，由张旭研究员、袁芳高级工程师、姚兆林博士翻译，王毅军研究员和顾明博士进行了审校工作。陈弘达研究员在百忙之中，多次参加了译文的讨论及修改工作。裴为华研究员对本书翻译的修改完善提出了很多建议。田森、张琪、郭玉洁、常育宽、郑骊、赵宏泽等研究生参与了各章节的初译和内容整理工作。在此表示感谢。

　　本书的翻译过程恰逢全国上下抗击新冠肺炎的非常时期，译者谨以本书向奋战在抗疫一线的医护工作者表示崇高的敬意，向守望相助、众志成城的全国人民致以崇高的敬意。

　　由于译者水平有限，译文难免会有一些不妥之处，希望广大读者给予批评指正。最后，感谢机械工业出版社对本书翻译工作的大力支持。

译者

2020 年 5 月

阿米尔·齐亚约（Amir Zjajo）于 2000 年获得英国伦敦帝国理工学院的硕士和 DIC 学位，并于 2010 年获得荷兰埃因霍温理工大学的博士学位，专业为电子工程专业。2000 年，他加入飞利浦研究实验室，成为混合信号电路与系统组的研究人员。

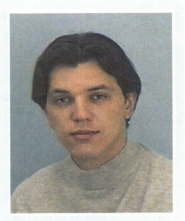

从 2006 年到 2009 年，他是恩智浦半导体公司研究部的高级研究科学家。2009 年，他加入荷兰代尔夫特理工大学，担任电路与系统组的教师。

齐亚约博士已发表超过 70 篇期刊和会议论文，拥有十项以上的授权或正在申请的美国专利；他是图书 *Low-Power High-Resolution Analog to Digital Converters：Design，Test and Calibration*（Springer 2011，中文版《低功率高分辨率的 A-D 转换器》由机械工业出版社于 2018 年出版）和 *Stochastic Process Variations in Deep-Submicron CMOS：Circuits and Algorithms*（Springer 2014）的作者；他还是 IEEE 欧洲设计、自动化和测试会议、IEEE 电路和系统国际研讨会、IEEE VLSI 国际研讨会、IEEE 纳米电子和信息系统国际研讨会和 IEEE 嵌入式计算机系统国际会议的技术项目委员会成员。

他的研究方向包括节能的混合信号电路与系统、健康与移动应用及神经形态电子电路设计、自主认知系统等。齐亚约博士曾获得 BIO-DEVICES 2015 和 DATE 2012 会议的最佳论文奖。

致谢

献给我的儿子 Viggo Alan 和女儿 Emma。

感谢代尔夫特理工大学的 Rene van Leuken 博士和马斯特里赫特大学的 Carlo Galuzzi 博士对本书的贡献。

目录

第 4 章　神经信号分类电路 // 67

第 5 章　脑机接口：系统优化 // 83

第 6 章　结语 // 109

附录 // 115

缩略语表

A/D　Analog to Digital　模/数转换

ADC　Analog-to-Digital Converter　模/数转换器

ANN　Artificial Neural Network　人工神经网络

AP　Action Potentials　动作电位

BDF　Backward Differentiation Formula　向后微分公式

BMI　Brain-Machine Interface　脑机接口

BSIM　Berkeley Short-Channel IGFET Model　伯克利短沟道绝缘栅场效应晶体管模型

CAD　Computer-Aided Design　计算机辅助设计

CDF　Cumulative Distribution Function　累积分布函数

CMOS　Complementary MOS　互补金属氧化物半导体

CMRR　Common-Mode Rejection Ratio　共模抑制比

D/A　Digital to Analog　数/模转换

DAC　Digital-to-Analog Converter　数/模转换器

DAE　Differential Algebraic Equations　微分代数方程组

DFT　Discrete Fourier Transform　离散傅里叶变换

DIBL　Drain-Induced Barrier Lowering　漏致势垒降低效应

DNL　Differential Nonlinearity　微分非线性

DR　Dynamic Range　动态范围

DSP　Digital Signal Processor　数字信号处理器

DTFT　Discrete Time Fourier Transform　离散时间傅里叶变换

EM　Expectation Maximization　期望最大化

ENOB　Effective Number of Bits　有效位数

ERBF　Exponential Radial Basis Function　指数径向基函数

ERBW　Effective Resolution Bandwidth　有效分辨率带宽

FFT　Fast Fourier Transform　快速傅里叶变换

GBW　Gain-Bandwidth Product　增益带宽积

IC　Integrated Circuit　集成电路

IEEE　Institute of Electrical and Electronics Engineers　[美国]电气与电子工程师学会

INL　Integral Nonlinearity　积分非线性

ITDFT　Inverse Time Discrete Fourier Transform　离散傅里叶逆变换

KCL　Kirchhoff' Current Law　基尔霍夫电流定律

KKT　Karush-Kuhn-Tucker　卡罗需-库恩-塔克（条件）

LFP　Local Field Potentials　局部场电位

LNA　Low Noise Amplifier　低噪声放大器

LSB　Least Significant Bit　最低有效位

MNA　Modified Nodal Analysis　改进节点分析

MOS　Metal Oxide Semiconductor　金属氧化物半导体（场效应晶体管）

MOSFET　Metal-Oxide-Semiconductor Field-Effect Transistor　金属氧化物半导体场效应晶体管

MSB　Most Significant Bit　最高有效位

NA　Nodal Analysis　节点分析

NMOS　Negative doped MOS　N 型金属氧化物半导体（场效应晶体管）

ODE　Ordinary Differential Equation　常微分方程

OTA　Operational Transconductance Amplifier　运算跨导放大器

PDE　Partial Differential Equation　偏微分方程

PDF　Probability Density Function　概率密度函数

PGA　Programmable Gain Amplifier　可编程增益放大器

PMOS　Positive doped MOS　P 型金属氧化物半导体（场效应晶体管）

PPA　Power Per Area　单位面积功耗

PSD　Power Spectral Density　功率谱密度

PSRR　Power Supply Rejection Ratio　电源抑制比

QP　Quadratic Problem　二次问题

QPO　Quadratic Program Optimization/Optimized approach　二次规划优化

RBF　Radial Basis Function　径向基函数

RTL　Register Transfer Level　寄存器转换级电路

S/H　Sample and Hold　采样保持

SAR　Successive Approximation Register　逐次逼近寄存器

SC　Switched Capacitor　开关电容

SDE　Stochastic Differential Equation　随机微分方程

SFDR　Spurious-Free Dynamic Range　无寄生动态范围

SINAD　Signal-to-Noise and Distortion　信噪谐波失真

SNDR　Signal-to-Noise plus Distortion Ratio　信噪谐波失真比

SNR　Signal-to-Noise Ratio　信噪比

SPICE　Simulation Program with Integrated Circuit Emphasis　集成电路模拟的仿真程序

SRAM　Static Random-Access Memory　静态随机处理内存

STI　Shallow Trench Isolation　浅沟槽隔离

SVD　Singular Value Decomposition　奇异值分解

SVM Support Vector Machine 支持向量机

T/D Time to Digital 时间/数字转换

T/H Track and Hold 追踪保持

TDC Time to Digital Converter 时间/数字转换器

THD Total Harmonic Distortion 总谐波失真

V/I Voltage to Current 电压/电流转换

VCCS Voltage Controlled Current Sources 压控电流源

VGA Variable Gain Amplifier 可变增益放大器

VTC Voltage to Time Converter 电压/时间转换器

WCD Worst Case Design 最坏情况设计

WSS Wide Sense Stationary 广义平稳

物理量符号表

符号	含义	符号	含义
a	关联矩阵 A 的元素 a，界线	e^2	噪声功率
A	幅值、面积、常数奇异关联矩阵	$E\{.\}$	期望值
A_f	反馈放大器电压增益	E_{conv}	每一步转换需要的能量
A_{fmb}	放大器中心频带增益	f_{clk}	时钟频率
b	电路分支数目，偏置向量，界线	f_{in}	输入频率
		$f_{p,n}(d_i)$	协方差矩阵的本征函数
B_i	输出编码值	f_S	采样频率
B	有效级分辨率	f_{sig}	信号频率
B_n	噪声带宽	f_{spur}	寄生信号频率
BW	带宽	f_T	特征频率
c_i	输入向量中 x_i 数据所属的类	$f(x,t)$	噪声强度矢量
c_{xy}	取决于工艺成熟度的工艺校正系数	F_Q	确定性初始解的函数
C^*	Neyman–Pearson 临界区域	g	电导
C	电容，协方差矩阵	g_m	跨导
C_C	补偿电容，累计覆盖	G_i	级间增益
C_{eff}	有效电容	G_m	跨导
C_G	栅电容，运算放大器输入电容	h	数值积分步长，表面传热系数
C_{GS}	栅 - 源电容	i	电路节点，芯片上的晶体管
C_{in}	输入电容	i_{max}	迭代次数
C_L	负载电容	I	电流
C_{out}	输出寄生电容	I_{amp}	放大器消耗总电流
C_{ox}	栅氧化层电容	I_{diff}	扩散电流
C_{par}	寄生电容	I_D	漏极电流
C_{tot}	总负载电容	I_{DD}	电源电流
C_Q	确定性初始解的函数	I_{ref}	参考电流
$C_{\Xi\Xi}$	自相关矩阵	j	电路分支
$C_{\varsigma\varsigma}$	对称协方差矩阵	J_0	初始数据 z_0 在 p_i 下的雅克比矩阵
d_i	晶体管 i 在芯片上相对原点的位置		
		k	玻耳兹曼常数，误差校正系数
D_i	参考电压倍数	K	放大器电流增益，增益误差校正系数
D_{out}	数字输出		
e	噪声，误差，晶体管电流比例参数	$K(t)$	$\lambda(t)$ 方差 - 协方差矩阵
e_q	量化误差	L	沟道长度

L_i	低阶 Cholesky 因子	V_{DS}	漏 - 源电压
$L(\theta\|T_X)$	参数 θ 相对于输入集 T_X 的对数似然	$V_{DS,SAT}$	漏 - 源饱和电压
M	项数，BMI 通道数目	V_{FS}	满量程电压
n	电路节点数目，位数	V_{GS}	栅 - 源电压
N	位数	V_{in}	输入电压
$N_{aperture}$	孔径抖动限制分辨率	V_{LSB}	最低有效位电压
P	功率	V_{off}	偏置电压
p	工艺参数	V_{ref}	参考电压
$p(d_i,\theta)$	与工艺参数 p 对应的随机过程	V_T	阈值电压
$p_{X\|\Theta}(x\|\theta)$	高斯混合模型	U_T	热电压
p^*	偏离对应标称值的工艺参数	w	垂直于超平面的法向量，权重
p_1	放大器主极点	w_i	施加测试激励执行第 i 个测试的消耗
p_2	放大器非主极点		
q	沟道电荷，电路节点，状态变量向量	W	栅极宽度，维纳过程参数向量，损失函数
r	电路节点，迭代次数	W^*,L^*	由于制造偏差引起的几何变形
R	电阻	x	未知向量
r_{ds}	晶体管输出电阻	x_i	观察向量
R_{eff}	有效热阻	$x(t)$	模拟输入信号
R_{on}	接通电阻	X	输入，可观测性格拉姆矩阵
R_{n-1}	工艺噪声协方差	y_0	电路的任意初始状态
r_{out}	放大器输出电阻	$y[k]$	输出数字信号
S_n	传感器位置温度输出向量	y	良率
s	晶体管尺寸比例参数，分数	Y	输出，可控性格拉姆矩阵
t	时间	z_0	额定电压和电流
T	绝对温度，转置（正体上角标），时间，晶体管	$z_{(1-\alpha)}$	标准正态分布的分位数
		$z[k]$	重建的输出信号
t_{ox}	氧化层厚度	Z	低秩矩阵 Cholesky 因子
t_S	采样时间	α	Neyman-Pearson 显著性水平，训练集的权向量
v_f	模拟输入信号的一部分		
v_n	放大器输入参考噪声	β	反馈系数，晶体管电流增益，界线
u_n	高斯传感器噪声	γ	噪声多余因子，测量修正系数，参考误差
V	电压		
V_{CM}	共模电压	γ_i	迭代移位参数
V_{DD}	正电源电压	δ	相关的失配
		ε	错误，误差

ζ	分布随机变量，遗忘因子	ρ	反映聚类空间尺度的相关参数
η	随机向量	ς_p	考虑器件容差的随机向量
θ	裸片，未知参数向量，迁移率降低系数	σ	标准差
$\nu_{p,n}$	协方差矩阵的特征值	U_n	测量噪声协方差
κ	转换器转换码，亚阈值栅耦合系数	τ	时间常数
		ω	法向量矩阵
λ	显著性水平的阈值，白噪声过程	Φ	设计空间中所有有效设计变量向量的集合
λ_κ	过渡带的中心值		
μ	载波迁移率，平均值，迭代步长	φ	时钟相位，Mercer 内核
ν	根据提取的数据估算拟合参数	φ_T	实际温度下的热电压
ξ	良率极限	χ	电路性能函数
$\xi(t)$	包含白噪声的独立高斯向量	$\Gamma_{r,f}[.]$	概率函数
ξ_i	数据分类错误的程度	Δ	相对偏差，良率约束违反
$\xi_n(\theta)$	零均值非相关高斯随机变量的向量	Ξ_r	重要电压的边界
		Σ	协方差矩阵
		Ω	样本空间

第1章

引言

摘要

    脑机接口（Brain Machine Interface，BMI）电路促进了人体生理参数（如压力和情绪监测、个人心理分析等）持续监测技术的发展，这不仅有利于慢性病管控，也有利于疾病的发生诊断、预防和治疗处置。将超低功耗传感器和超低功耗无线通信技术相结合，有望产生新型生物医学设备，这些设备可增强我们的感知能力，或提供例如人工耳蜗、人工视网膜、运动假体等功能。将实用的多通道BMI系统与CMOS电子设备相结合，可长期可靠地记录和调节脑皮层内的神经信号，对所记录的神经数据进行片上处理，并在闭环框架内刺激神经系统。为了避免感染的风险，这类系统可植入到皮下，而记录的神经信号和植入操作所需的能量则以无线方式传输。相较于传统方式，这种改变使电极和电路距离更近，也提高了多通道电极阵列的密度，但同时也对记录系统电路的小型化和低功耗方面提出了重大设计挑战。此外，容纳该系统的空间也应受到限制，以确保在植入过程中减小组织损伤和组织移位。在本书中，这个设计问题是在不同的抽象层次上解决的，即电路级和系统级。因此，本书也提供了较宽的视野，涉及处理问题时必须使用的各种解决方案，以及一些可组合起来使用的非常有效的补充技术。例如：技术扩展性、电路拓扑、架构发展趋势、（流片后的）电路优化算法和成品率限制、单位面积功耗最小化框架（专门针对功耗 - 性能的折中），以及从空间分辨率（即通道数）、可行的无线数据带宽和信息质量到可植入电池的功率传输。

1.1 脑机接口：电路与系统

预测未来的最佳方法是发明它。20 世纪的医学主要研究药物，这些药物通过化学方法改变神经元或体内其他细胞的活动，但是 21 世纪的医疗保健可以用电子药品（electroceuticals）来定义，即利用电脉冲来调节神经元活动的新疗法，或者是直接与我们神经相连的设备，例如脑机接口（BMI）类的系统，可检测神经元触发思维或动作时发生的大脑电势变化，将这些信号转换为数字信息，并传达给机器，例如假肢、语音假体、轮椅。

最近，许多有希望的技术进步将改变我们关于健康护理及医疗护理的观念。例如，新兴的无线宽带通信技术使远程医疗、电子医院和无处不在的健康护理成为可能。正如当初笔记本电脑和智能手机这类便携式设备成为主流一样，无线通信（例如无线传感器网络、体域传感网络）正在向可穿戴 / 可植入方式发展。超低功耗传感器和超低功耗无线通信这两种技术的结合可实现长期连续监测，并在需要时将结果反馈给医疗专家。

在采取预防、纠正措施或采用刺激装置之前，通过记录神经假体系统与神经细胞的相互作用，可以促进早期诊断并预测预期行为，以防止有害的神经活动。通过使用多通道可植入 BMI 中的高密度微电极阵列监测神经生物学组织中大量神经元的活动，是了解皮质结构的先决条件，且可以更好地理解如阿尔茨海默病、帕金森病、癫痫和自闭症 [1] 等重大脑部疾病，或者重建感觉（例如听觉和视觉）或运动（例如运动和言语）功能 [2]。

由于采用了密歇根探针 [3] 或犹他针 [4] 等金属线和微机械加工的硅神经探针，高度集成的多通道记录设备已经能够做到在活体内研究大脑活动和神经系统执行的复杂处理过程 [5-7]。多项研究表明，只有同时监测多个大脑区域中大量个体神经元的电活动，才能理解某些大脑功能 [8]。因此，要成功植入神经假体设备，并更好地理解大脑中的基本神经回路和连接方式，就需要对很多并行读出通道进行实时采集 [9]。

当前神经探针技术 [10-21] 的主要工作目标之一是最大程度地减小植入物的尺寸，并包括尽可能多的记录位点以提高空间分辨率。这促进了与神经回路特征尺寸和密度相匹配的设备制造 [22]，且提出了对神经尖峰信号进行分类处理 [23, 24] 的需求。由于记录单个神经元电活动必须采用植入模式，使用大规模植入式设备监测大量神经元会不可避免地增加组织损伤。因此，探针的尺寸和记录位点的数量之间需要折中。尽管现有的神经探针可以从许多神经元中记录信号，但是互连技术的局限性限制了可从探针中引出记录位点的数量 [8]。

对高度局域化的神经活动的研究，除了植入微电极以外，还需要电路精确放大和调理在记录位点监测到的信号。不仅神经探针变得越来越紧凑和密集，以监测大量的神经元，同时接口电路也变得越来越小，并且能够处理大量的并行记录通道。

用于神经记录的模拟前端电路设计的一些挑战与神经信号本身的性质有关。这些信号的幅度在几微伏到几毫伏之间，频率范围从直流到几千赫兹。局部场电位（Local Field Potential，LFP）为来自记录位点周围的少量神经元的平均活动，分布在低频范围（1~300Hz）。另外，代表单细胞活动的动作电位（Action Potential，AP）或神经尖峰信号（Spikes），位于较高的频率范围（300Hz~10kHz）内。使用植入电极记录的 LFP 和 AP 会产生最有用的信号，用于研究神经元间的交流和计算。因此，根据特定信号的性质，必须将记录电路设计为具有足够低的输入参考噪声以实现高信噪比（Signal-to-Noise Ratio，SNR），以及足够高的增益和动态范围。

同时监测数百个甚至数千个神经元生成的原始数据速率很大[25]。当以 10 位精度 32 kS/s 采样时，100 个电极产生的原始数据速率为 32Mbit/s。使用常规的低功率无线通信方法，几乎不可能通过电池供电的无线链路传输这种数量的神经元数据，同时保持合理的电池寿命。显然，必须采用例如小波变换[26]等形式的数据缩减或有损数据压缩以减少原始波形的数据量。或者仅提取神经元信号的重要特征，同时传输的数据仅限于这些特征[8]，这可使所需数据速率降低一个数量级[27]。另外，如果将神经尖峰信号在芯片上进行分类[28]，并且仅将神经尖峰信号事件的通知发送到主机，则可以再降低一个数量级。在超大规模集成（Very Large Scale Integration，VLSI）中使用能效较低的神经尖峰信号排序算法，可以在损失有限的准确度[29, 30]的情况下，减小大量功耗。

具有 M 个通道的神经记录接口和后端信号处理的系统框图如图 1.1 所示。随着应用范围和功能的增加，神经假体设备正在发展成为由前端神经记录接口和后端神经信号处理组成的闭环控制系统[31]，其特征是具有局部场电位测量电路[32]或神经尖峰信号检测电路[33]。为了避免感染的风险，这些系统被植入皮肤下，所记录的神经信号和植入操作所需的功耗则以无线方式传输。如果使用容量为 625mAh 的 1.5V 电池，则功耗为 100mW 的 CMOS 集成电路只能使用 9.5h。相比之下，大多数可植入生物医学设备应使用超过 10 年，这里要求将平均系统功耗（使用相同电池时）限制为 10μW。电极和电路距离缩短以及多通道电极阵列密度增加，对记录系统的电路小型化和低功耗提出了重大设计挑战。

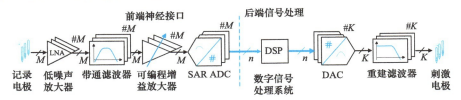

图 1.1　具有 M 个通道前端神经记录接口和后端信号处理的系统框图

为防止设备可能对周围组织造成的热损害，功率密度被限制为 0.8mW/mm²（限制功耗也会延长电池的使用寿命，且避免经常性的电池更换手术）。此外，容纳该系统的空间也应受到限制，以确保在植入过程中减小组织损伤和组织移位。

神经接口前端的信号质量，除了与电极材料和电极/组织接口的特性有关外，还受到生物电势性质及其生物背景噪声的限制，这限制了例如功率、面积和带宽等系统资源。BMI 系统结构还包括一个微刺激模块，用于将刺激信号施加到脑神经组织。目前，多电极阵列包含 10~100 个电极，电极密度预计每 7 年增加 1 倍[35]。当神经元发出动作电位时，通过打开电压控制的神经元通道，实现细胞膜的去极化过程，导致神经元内外发生电流流动。由于细胞外介质是电阻性的[36]，因此细胞外电势与通过神经细胞膜的电流近似成正比[37]。细胞膜的行为大致类似 RC 电路，且大部分电流流过膜电容[38]。

记录电极获取的神经数据通过模拟电路进行信号调理。电极的主要特征是电荷密度和阻抗特性［例如，直径 36μm 的探针（1000μm²）电容为 200pF，相当于 10kHz 时的 80kΩ 阻抗］，这决定了信号中混入的噪声量（例如，10kHz 记录带宽下噪声为 7μVrms）。由于神经信号的幅度较小（通常在 10~500μV 范围内，并且包含高达约 10kHz 的数据），且电极-组织界面的阻抗很高，因此，在进入模/数（A/D）转换器（ADC）将信号数字化之前，神经信号要经过低噪声放大（Low Noise Amplification，LNA）、带通滤波、可编程增益放大（Programmable Gain Amplification，PGA）等步骤。放大器提供了高增益（LNA 为 100 倍左右，PGA 为 10~20 倍），而不会降低信号的线性度。当增益级的偏置电流改变时，为了使总带宽保持恒定，LNA 的输出设置了带通滤波器[39]。可配置的 ADC 为后续神经尖峰信号处理部分设置了数值精度。原始神经波形以 32kHz 采样频率、100 个通道、10 位精度数字化，产生 32Mbit/s 的数据。在这种高数据速率下，信号调理、量化和无线通信的功耗都会等比例增加。特征提取和神经尖峰信号分类处理大大降低了数据传输之前的数据量需求（在多通道系统中，原始数据速率大大高于无线传输的有限带宽）。包含时分复用神经信号的 ADC 结果被输入到后端信号处理单元，后者提供了额外的滤波处理，并进行神经尖峰信号检测[40]。在特征提取和神经尖峰信号分类之后，相关信息随后被用于闭环框架中的 K 通道大脑刺激，或者传输到外部接收器以进行离线处理。该电路通过无线能量传输进行供电，以避免使用大容量电池或穿过皮肤的电线。

A/D 转换接口电路对技术演进有高度的敏感性。基于深亚微米 CMOS 技术，在低电源电压、低功耗条件下同时实现高线性度、高动态范围和高采样率，一直被认为具有极大的挑战性。随机掺杂波动的影响通过较大的 V_T 表现出来，并解释了模拟电路中大多数异常的情况。在模拟电路中，即使系统变化很小，随机的不相关变化也会引起失配（例如，参数失配的随机波动通常用"匹配"这一术语表示），从而导致噪声容限降低。一般而言，为了应对器件性能的下降，采用了多种设计技术，从早期手动修正开始，到后来诸如斩波器稳定、自动调零技术（相关双采样）、动态要素匹配、动态电流镜像和电流复制等模拟技术。

如今，数字信号校正处理已被用来补偿模拟器件的模块级和系统级缺陷所造成的信号损耗[41]，如图 1.2 所示。系统级校正从系统角度来改进或简化模块级校正任务。相反，模块级校正是指提高系统中特定模块的整体性能。在混合信号模块中，由于附加有数字后处理或预处理，模拟信号处理和数字信号处理之间的界限变得比较模糊。由于模拟和数字电路在性能上的差距不断增加，以及数字电路的灵活性不断凸显，支撑性能的数字电路成为混合信号和模拟电路的固有部分。对于集成度和长期存储能力这类属性，这种方法提供了具有更低功耗和更高面积效率的弹性解决方案。此外，这种方法也改变了传统上我们为了降低电路失调，而被迫采用（能造成速度下降的）大面积器件的做法。数字信号校正处理技术始于 20 世纪 90 年代初，最初着重于消减失调或使其离散。随后解决的优先事项是不断缩小模拟功能电路的面积，以跟上数字领域效能比不断降低的步伐[42]。近来，主要关注点是校正模拟器件的特性，修正由于特征尺寸减小和面积缩小造成的性能损失。然而，仅当模拟电路的特性被表征得足够好时，对模拟电路的数字信号校正处理才可能有效。因此，必须确定适当的模型及其相应的参数。模型通常基于相关系统的先验知识，影响系统及其时序行为的关键参数来自典型示例。然而原则上，模型本身应该可以自适应地导出和修改，这是自适应控制理论的核心课题。模型的参数可以在芯片制造过程中或在其工作期间进行调整。由于基于制造的校正方法受到限制，因此必须采用算法以保证在运行期间适应非稳态环境。

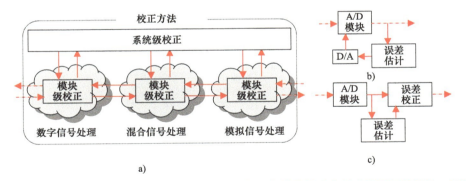

图 1.2　a）混合信号和模拟电路的校正方法　b）混合信号解决方案（数字误差估计，模拟误差校正）　c）混合信号替代方案（误差估计和校正以数字方式进行）

1.2　当前设计实践的述评

在本节中，我们将综述深亚微米集成电路技术中最具挑战性的模拟电路设计问题，例如低偏置电压下模拟性能退化对比、低电源电压下如何获得高动态范围、如何匹配良好以确保低失调。此外，还简要讨论了改善模拟电路和数据转换器性能的后补救措施，通过校正技术，修正或校正静态及可能的动态局限。

从集成的角度来看，模拟电子器件必须与数字内核在同一芯片上实现，跟上由数字电路引导的 CMOS 技术的演进步伐。技术演进（如图 1.3a 所示）显著地降低了数字逻辑和存储器的成本。为了确保数字电路有足够的使用寿命并将功耗保持在可接受的水平，在减小尺寸的同时也要降低电源电压。由于电源电压的降低，有效信号摆幅降低，从根本上限制了合理功耗水平下可实现的动态范围。另外，较低的电源电压也意味着要偏置在较低的工作电压下，这导致晶体管性能较差，也造成电路性能较差。在超深亚微米 CMOS 技术时代，要实现高线性度、高采样速率、高动态范围，低电源电压和低功耗是一项重大挑战。模拟电路主要的局限性在于，它们使用电信号为连续变量而非简单地以离散数运算，在电路实现中，它们会产生有益的噪声容限。相反，模拟电路的精度从根本上取决于元器件之间的匹配、低噪声、失调和低失真等特性。

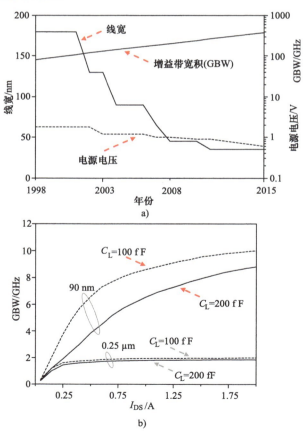

图 1.3　a）CMOS 技术中模拟功能的趋势　b）两个技术节点的增益带宽积与漏极电流的关系

在降低电源电压的条件下，如果需要高分辨率，即使确保了合适的过驱动电压，使晶体管处于饱和状态，并将堆叠的晶体管数量保持在最低水平，信号摆幅也会非常小。低电压对于驱动 CMOS 开关也存在问题，特别是对于那些连接到信号节点的开关，导通电阻可能变得非常高。或者在极限状态下，开关在输入信号摆幅的某个区间内无法闭合。

通常，要实现高增益工作，必须具有高输出阻抗，例如，漏极电流应仅随所施加的 V_{DS} 稍作变化。随着晶体管尺寸的减小，由于栅极和漏极连接的距离越来越近，漏极影响越来越大，漏极电流对漏极电压的灵敏度也随之增加。当栅长小于 0.1μm 时，输出阻抗的快速降低以及 g_m 的饱和会降低器件的固有增益 $g_m r_o$ 特性。

随着晶体管尺寸的减小，沟道中的电场强度提高，掺杂的杂质水平增加。这两种变化都会降低载流子的迁移率，从而降低跨导 g_m。通常，获得高跨导值必须以增加偏置电流为代价。但是，对于非常短的沟道，载流子速度将很快达到饱和极限，在该极限条件下，跨导 $g_m = W_{eff} C_{ox} v_{sat}/2$ 也将饱和，变得不受栅长或偏置的影响。由于在不按比例减小漏极电压的情况下减小沟道长度，沟道中的电场增强，结果造成载流子的速度饱和，限制了电流和跨导。受限的跨导对于模拟设计存在如下问题：为了获得高增益，必须使用栅长较大的晶体管，但这是以增加寄生电容为代价的，使带宽和转换速率都受到了限制。即使通过增加长度可获得更高的增益，但在深亚微米技术条件下也显得很不合适。通常我们使用晶体管堆叠的共源共栅结构或正反馈电路来提高增益。随着晶体管尺寸的不断减小，由于漏致势垒降低和热载流子碰撞电离效应导致的输出电阻降低，本征增益将不断减小。为了使器件更小，结的设计变得越来越复杂，通过更高的掺杂水平、更浅的结以及晕边掺杂等手段，改善了漏致势垒降低效应。为了使这些复杂的结正常工作，必须减少以前用于消除损伤和电活性缺陷的退火步骤，从而增加了结漏电。较重的掺杂还导致了较薄的耗尽层和更多的复合中心，即使在没有晶格损伤的情况下，也将导致漏电流增加。另外，极薄氧化物器件中的栅极漏电流限制了通过电路技术（例如有源共源共栅）而达到的有效输出阻抗的上限值。同样，随着工艺尺寸持续减小，不断增加的关断开关中漏源的漏电流可能会对开关性能产生不利影响。如果开关由放大器驱动，则漏电可能会降低放大器的输出电阻，从而使其低频增益受限。

准直流频率下的低失真与许多模拟电路相关。通常，准直流失真可能是由于晶体管沿沟道的耗尽层宽度发生变化、迁移率降低、速度饱和以及晶体管跨导及其输出电导的非线性所致，这在很大程度上取决于偏置、尺寸和工艺技术，通常会出现较大的电压摆动。随着工艺尺寸缩小，尽管信号变小了，但谐波分量的成分可能会增加，造成失真大大增加。在电路层面，准直流性能的降低可以通过提高增益的技术来补偿，例如（规范方法）共源共栅。但这些方法很难适应降低的电源电压。还有一些其他解决方案，包括大幅降低信号幅度，但这需要更高的功耗来保持信噪比水平。

运算跨导放大器（Operational Transconductance Amplifier，OTA）理论上最高的增益带宽几乎是由晶体管的截止频率决定（如图1.3b所示，评估两个工艺节点的GBW）。假设 kT/C 的噪声限制确定了负载电容的值，要获得所需的信噪比，就需要较大的跨导。因此，输入差分对所需的宽长比也必须很大，达到百量级。类似地，由于随着工艺尺寸减小，栅氧变得更薄，所以特征电容 C_{ox} 也随着缩小比例因子而增加。但是，由于栅极面积随比例因子的二次方而减小，因此，随着工艺的演进，栅极-源极和栅极-漏极的寄生电容会有所降低。图1.4a所示的输入和输出寄生电容的系数 C_{gs} 和 C_{gd} 是基于典型代工厂工艺仿真而得出的，其过驱动电压设定为0.175V。类似地，随着技术的发展，实际上结也变得更浅，大致与工艺特征尺寸成正比。同样，结面积与最小栅长成比例，而掺杂水平的提高并没有显著增加单位面积的电容。总体而言，新技术的使用明显降低了单位 g_m 的结电容。然而，晶体管寄生电容减小的正面作用，正在被互连线寄生电容（连接芯片不同部分的导线电容）的增加所抵消。随着晶体管尺寸变得越来越小，芯片上集成了更多的晶体管，互连线电容占总电容的比例也越来越大。

总体效果是，尺寸的缩小不能完全等比例提高模拟电路的速度，因为非主极点的位置在很大程度上无法改变。此外，随着信号摆幅的减小，要获得所需的信噪比，信号电容必须成比例地增加。通过图1.4b，可以看出特性曲线凸出向上，并在特定灌电流下（区域b）存在最高值。

在电流小于该值的区域（区域a）中，转换频率随着灌电流的增加而增加。同样，在电流高于该值的区域（区域c）中，转换频率随着灌电流的增加而降低。表现出此特征的原因有两个：在低电流区域中，g_m 与灌电流成正比，寄生电容小于信号电容。在峰值附近，至少一个寄生电容等于信号电容值。在电流大于该值的区域中，两个寄生电容都变得大于信号电容，转换频率将随着灌电流的增加而降低。

任何模拟电路的失调和数据转换器的静态精度都严格取决于名义上相同器件之间的匹配。随着晶体管变得越来越小，支撑许多晶体管特性的硅原子数量也越来越少，结果使得对掺杂杂质数量和位置的控制变得更加不稳定。在芯片制造过程中，随机的工艺偏差会影响晶体管的各个方面：长度、宽度、结深、氧化层厚度等，特征尺寸越小，受影响的部分占整个晶体管尺寸的比例越高。物理和化学制造步骤的随机性会导致电学参数的随机误差，这会在设计相同的元器件之间产生与时间无关的差异。这种误差通常随着器件面积的减小而减小。用更薄的氧化层可以改善晶体管的匹配性能[43]。然而，当氧化层厚度减少到几个原子层时，量子效应将占主导地位，匹配性将降低。由于许多电路技术都使用了两个相同的器件，因此通过给定的工艺，使关键器件获得最佳的匹配性非常重要。确保良好匹配必须遵循的一些规则是：首先，要匹配的元器件应具有相同的结构，并使用相同的材料；其次，匹配元器件的工作温度应相同，例如，需要匹配的元器件应位于相同的等温线上，该等温线是通过对耗散器件进行对称放置而获得的；第三，匹配的元器件之间的距离应最小，以使波动的物理参数具有最大的空间相关性，应使用质心对称的几何形状来抵消一阶参数的梯度。类似地，芯片上器件的放置朝向应该相同，以消除由于各向同性的制造步骤或硅本身的各向异性而引起的不对称性，最后，布局中的周围环境（可能通过虚设结构改善）应该相同，以避免边界不匹配。

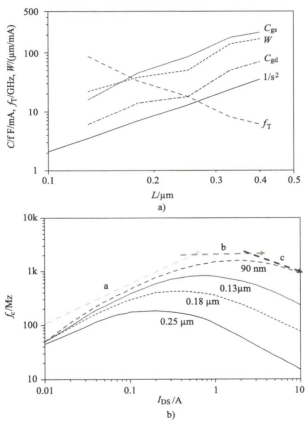

图 1.4　a）栅宽和晶体管电容的缩小比例　b）四个技术节点的转换频率 f_c 与漏极电流的关系

　　在 A/D 转换器（ADC）中使用数字增强技术（例如前置或后台），降低了对具有特殊制造工艺的昂贵技术的需求。而连带的好处是降低了部件成本，又保持了良品率、可靠性和长期稳定性。前置校准通常在上电期间或电路不工作期间，通过中断转换器的正常工作，执行专用的校准周期，进行元器件的调整或失配测量。任何不正确的校准或突然的环境变化（例如电源或温度）都可能使测量到的误差无效。因此，对于长时间运行的器件，必须具有周期性的附加校准环节。输入开关在失配测量后将数据转换器恢复到正常工作状态，并且在每个转换周期，逻辑电路都使用 ADC 的输出来正确寻址包含校正量的存储器。为了优化存储器大小，存储的数据应为最小字长，这取决于技术的精度和预期的 A/D 线性度。数字化的误差测量允许通过数字信号处理进行校准，并可以在单元、模块或整个转换器层面进行。校准参数存储在存储器中，但是与永久性修正情况不同，存储器中的内容作为数字处理器的输入而被频繁使用。

后台校准的方法是在转换器正常工作期间，通过使用始终与转换器功能同步运行的附加电路来工作。通常，这些电路使用冗余硬件电路来对架构中未被临时使用的部分执行后台校准。虽然使用冗余硬件电路是有效的，但也付出了更多的硅片面积和功耗，因此还有一些其他方法，通过借用一小部分采样数据电路进行操作，从而获得自校准的功能。

1.3　研究意义

医疗保健或健康辅助设备以及由这些设备所支持的医疗服务将在每个人的一生中提供前所未有的护理水平。BMI 电路促进了生理参数（如压力和情绪监测、个人心理分析等）持续监测技术的发展，这不仅有利于慢性病管控，也有利于疾病的发生诊断、预防和治疗处置。长期数据收集还有助于提高诊断的准确性。对于非慢性病，它也可以帮助患者康复。期望这种新的生物医学设备将能够增强我们的感知能力，或提供例如人工耳蜗、人工视网膜、运动假体等功能。

将实用的多通道 BMI 系统与 CMOS 电子设备相结合，可长期可靠地记录和调节脑皮层内的神经信号，对所记录的神经数据进行片上处理，并在闭环框架内刺激神经系统。为了避免感染的风险，这类系统可植入到皮下，而记录的神经信号和植入操作所需的能量则以无线方式传输。相较于传统方式，这种改变使电极和电路距离更近，也提高了多通道电极阵列的密度，但同时也对记录系统电路的小型化和低功耗提出了重大设计挑战。为防止设备可能对周围组织造成热损害，功率密度被限制为 $0.8mW/mm^2$（限制功耗也会延长电池的使用寿命，且避免经常性的电池更换手术）。此外，容纳该系统的空间也应受到限制，以确保在植入过程中减小组织损伤和组织移位。

在本书中，这个设计问题是在不同的抽象层次上解决的，即电路级和系统级。因此，本书也提供了较宽的视野，涉及处理问题时必须使用的各种解决方案，以及一些可组合起来使用的非常有效的补充技术。例如：技术扩展性、电路拓扑、架构发展趋势、（流片后的）电路优化算法和成品率限制、单位面积功耗最小化框架（专门针对功耗 - 性能的折中），以及从空间分辨率（即通道数）、可行的无线数据带宽和信息质量到可植入电池的功率传输。

1.4　本书章节安排

第 2 章介绍了一种具有电容反馈低噪声放大器和电容衰减带通滤波器的低功率神经信号调节系统。电容反馈放大器提供了可实现低失调和低失真的解决方案，具有优化的功率 - 噪声折中关系。而电容衰减带通滤波器提供了宽调频范围和低功耗实现方案，通过简单的方法拓展了跨导级的线性范围，从而确保了低谐波失真。低噪声放大器和带通滤波器电路基于 65nm CMOS 工艺实现，功耗分别是 1.5μW 和 390nW。全差分结构的低噪声放大器闭环增益为 40dB，面积为 0.04mm²，在 0.1~20kHz 工作带宽内输入参考噪声为 3.1μVrms。对于典型的细胞外神经信号（峰 - 峰值小于 10mV），总谐波失真（Total Harmonic Distortion，THD）低于 2%。具有一阶斜率的电容衰减带通滤波器可实现 65dB 的动态范围，在 2%THD 时总集成输出噪声为 210mVrms 和 140μVrms。

第 3 章介绍了几种分别基于电压域、电流域和时域等方法实现的 ADC，适用于多通道神经信号处理，并从电路架构层次评估了如何在噪声、速度和功耗之间进行折中。这一方法是解决物理电子接口信噪比、响应时间和线性度所需的关键点。电压域逐次逼近型（SAR）ADC 结合了可编程增益级和模 / 数转换的功能，面积为 0.028mm²，采样率为 100kS/s 时，功耗为 1.1μW。电流域逐次逼近型 ADC 采用 65nm CMOS 技术实现，使用 1V 电源供电条件下，在 40kS/s 时功耗小于 367nW，对应的品质因数为 14fJ/ 单位转换步长。基于时域的可编程增益 ADC，为可植入的生物医学记录系统而设计，可扩展性好、功耗低。该时域转换器电路基于 90nm CMOS 技术实现，工作于 640kS/s，面积为 0.022mm²，功耗小于 2.7μW，对应的品质因数为 6.2fJ/ 单位转换步长。

第 4 章介绍了基于非线性能量算子尖峰探测和基于核函数的多类支持向量机分类的 128 通道可编程的神经尖峰信号分类器，这一分类器在低信噪比条件下也可以准确识别重叠的神经尖峰信号。为了更高效地执行算法，我们利用 Kesler 构造法转化多分类问题，并使用级联方法扩展了利用迭代贪婪优化约减集向量的方法。通过结合几种算法和电路技术，即 Kesler 变换、增强级联约减集向量方法、两级流水线处理单元、能量可伸缩的核函数、寄存器组存储器、高阈值电压元件以及靠近阈值的电源，实现了低功耗的多通道聚类。利用 65nm CMOS 工艺做出的分类器可以在低功耗（小于 41μW，功率密度 15.5μW/mm²）、布局紧凑且低资源消耗的结构（31000 个逻辑门，面积 2.64mm²）下实现高效、大规模的神经尖峰信号数据分类。

第 5 章介绍了作者团队开发的基于双重二次程序良率约束序列单位面积功耗（Power-Per-Area，PPA）最小化框架，该框架应用于受到受限工艺偏差影响的神经接口设计的多变量优化。在提出的算法中，我们使用迭代生成的低维子空间来创建可行 PPA 区域的最小化序列，同时考虑了面积缩放的影响。在两步估计流程中，将约束多准则优化转化为单目标函数优化，避免了非临界解的重复估计。因此，良率约束只在优化结束时有效，消除了最坏情况分析方式中的过度设计问题。在任意设计点上，PPA 分配与配置选择交错进行，最优地重新分配电路质量的总体指标，以使总 PPA 最小。所提出的方法可用于任何偏差模型以及任何相关性模型，并且不受任何特定性能约束的限制。以 90nm CMOS 技术实现的多通道神经记录接口电路为例，实验结果表明，在不导致良率降低的前提下，该方法的功耗降低可达 26%，面积节省可达 22%。

第 6 章总结了主要结论，并提出了进一步研究的建议。

参考文献

1. G. Buzsaki, Large-scale recording of neuronal ensembles. Nat. Neurosci. **7**, 446–451 (2004)
2. F.A. Mussa-Ivaldi, L.E. Miller, Brain-machine interfaces: computational demands and clinical needs meet basic neuroscience. Trends Neurosci. **26**(6), 329–334 (2003)
3. Q. Bai, K.D. Wise, D.J. Anderson, A high-yield micro assembly structure for three-dimensional microelectrode arrays. IEEE Trans. Biomed. Eng. **47**(3), 281–289 (2000)
4. E.M. Maynard, C.T. Nordhausen, R. Normann, The Utah intracortical electrode array: a recording structure for potential brain-computer interfaces. Electroencephalogr. Clin. Neurophysiol. **102**, 228–239 (1997)
5. A.B. Schwarz, Cortial neural prosthetics. Annu. Rev. Neurosci. **27**, 487–507 (2004)
6. M. Nicolelis, Actions from thoughts. Nature **409**, 403–407 (2001)
7. M. Black, M. Serruya, E. Bienenstock, Y. Gao, W. Wu, J. Donoghue, in *Connecting Brains with Machines: The Neural Control of 2D Cursor Movement*. Proceedings of IEEE International Conference on Neural Engineering, pp. 580–583, 2003
8. G. Buzsaki, Large-scale recording of neuronal ensembles. Nat. Neurosci. **7**(5), 446–451 (2004). (May)
9. J. Csicsvari et al., Massively parallel recording of unit and local field potentials with silicon-based electrodes. J. Neurophysiol. **90**(2), 1314–1323 (2003). (Aug)
10. P.K. Campbell et al., A silicon-based, three-dimensional neural interface: manufacturing processes for an intracortical electrode array. IEEE Trans. Biomed. Eng. **38**(8), 758–768 (1991)
11. R.H. Olsson, K.D. Wise, A three-dimensional neural recording microsystem with implantable data compression circuitry. IEEE J. Solid-State Circ. **40**(12), 2796–2804 (2005)
12. R.H. Olsson et al., Band-tunable and multiplexed integrated circuits for simultaneous recording and stimulation with microelectrode arrays. IEEE Trans. Biomed. Eng. **52**(7), 1303–1311 (2005)
13. T.J. Blanche, M.A. Spacek, J.F. Hetke, N.V. Swindale, Polytrodes: high-density silicon electrode arrays for large-scale multiunit recording. J. Neurophysiol. **93**(5), 2987–3000 (2005)
14. R.J. Vetter, et al., in *Development of a Microscale Implantable Neural Interface (MINI) Probe Systems*. Proceedings of International Conference of Engineering in Medicine and Biology Society, pp. 7341–7344, 2005
15. G.E. Perlin, K.D. Wise, An ultra compact integrated front end for wireless neural recording microsystems. J. Microelectromech. Syst. **19**(6), 1409–1421 (2010)
16. P. Ruther, et al., in *Compact Wireless Neural Recording System for Small Animals using Silicon-Based Probe Arrays*. Proceedings of International Conference of Engineering in Medicine and Biology Society, pp. 2284–2287, 2011
17. T. Torfs et al., Two-dimensional multi-channel neural probes with electronic depth control. IEEE Trans. Biomed. Circ. Syst. **5**(5), 403–412 (2011)

18. U.G. Hofmann et al., A novel high channel-count system for acute multisite neuronal recordings. IEEE Trans. Biomed. Eng. **53**(8), 1672–1677 (2006)

19. P. Norlin et al., A 32-site neural recording probe fabricated by DRIE of SOI substrates. J. Microelectromech. Microeng. **12**(4), 414 (2002)

20. J. Du et al., Multiplexed, high density electrophysiology with nanofabricated neural probes. PLoS ONE **6**(10), e26204 (2011)

21. K. Faligkas, L.B. Leene, T.G. Constandinou, in *A Novel Neural Recording System Utilising Continuous Time Energy Based Compression*. Proceedings of International Symposium on Circuits and Systems, pp. 3000–3003, 2015

22. J.T. Robinson, M. Jorgolli, H. Park, Nanowire electrodes for high-density stimulation and measurement of neural circuits. Frontiers Neural Circ. **7**(38), 2013

23. C.M. Gray, P.E. Maldonado, M. Wilson, B. McNaughton, Tetrodes markedly improve the reliability and yield of multiple single-unit isolation from multi-unit recordings in cat striate cortex. J. Neurosci. Methods **63**(1–2), 43–54 (1995)

24. K.D. Harris, D.A. Henze, J. Csicsvari, H. Hirase, G. Buzsáki, Accuracy of tetrode spike separation as determined by simultaneous intracellular and extracellular measurements. J. Neurophysiol. **84**(1), 401–414 (2000)

25. R.R. Harrison, in *A Low-Power Integrated Circuit for Adaptive Detection of Action Potentials in Noisy Signals*. Proceedings of Annual International Conference of the IEEE Engineering in Medicine and Biology Society, pp. 3325–3328, 2003

26. K. Oweiss, K. Thomson, D. Anderson, in *A Systems Approach for Real-Time Data Compression in Advanced Brain-Machine Interfaces*. Proceedings of IEEE International Conference on Neural Engineering, pp. 62–65, 2005

27. Y. Perelman, R. Ginosar, Analog frontend for multichannel neuronal recording system with spike and lfp separation. J. Neurosci. Methods **153**, 2126 (2006)

28. Z.S. Zumsteg, et al., in *Power Feasibility of Implantable Digital Spike-Sorting Circuits for Neural Prosthetic Systems*. Proceedings of Annual International Conference of the IEEE Engineering in Medicine and Biology Society, pp. 4237–4240, 2004

29. A. Zviagintsev, Y. Perelman, R. Ginosar, in *Low Power Architectures for Spike Sorting*. Proceedings of IEEE International Conference on Neural Engineering, pp. 162–165, 2005

30. A. Zviagintsev, Y. Perelman, R. Ginosar, in *Low Power Spike Detection and Alignment Algorithm*. Proceedings of IEEE International Conference on Neural Engineering, pp. 317–320, 2005

31. B. Gosselin, Recent advances in neural recording microsystems. Sensors **11**(5), 4572–4597 (2011)

32. R.R. Harrison, G. Santhanam, K.V. Shenoy, in *Local Field Potential Measurement with Low-power Analog Integrated Circuit*. International Conference of IEEE Engineering in Medicine and Biology Society, vol. 2, pp. 4067–4070, 2004

33. R.R. Harrison et al., A low-power integrated circuit for a wireless 100-electrode neural recording system. IEEE J. Solid-State Circ. **42**(1), 123–133 (2007)

34. S. Kim, R. Normann, R. Harrison, F. Solzbacher, in *Preliminary Study of the Thermal Impact of a Microelectrode Array Implanted in the Brain*. Proceedings of Annual International Conference of the IEEE Engineering in Medicine and Biology Society, pp. 2986–2989, 2006

35. I.H. Stevenson, K.P. Kording, How advances in neural recording affect data analysis. Nat. Neurosci. **14**(2), 139–142 (2011)

36. C.I. de Zeeuw et al., Spatiotemporal firing patterns in the cerebellum. Nat. Rev. Neurosci. **12**(6), 327–344 (2011)

37. F. Kölbl, et al., in *In Vivo Electrical Characterization of Deep Brain Electrode and Impact on Bio-amplifier Design*. IEEE Biomedical Circuits and Systems Conference, pp. 210–213, 2010

38. A.C. West, J. Newman, Current distributions on recessed electrodes. J. Electrochem. Soc. **138**(6), 1620–1625 (1991)

39. S.K. Arfin, Low power circuits and systems for wireless neural stimulation, PhD Thesis, MIT, 2011)

40. K.H. Kim, S.J. Kim, A wavelet-based method for action potential detection from extracellular neural signal recording with low signal-to-noise ratio. IEEE Trans. Biomed. Eng. **50**, 999–1011 (2003)

41. K. Okada, S. Kousai (ed.), *Digitally-Assisted Analog and RF CMOS Circuit Design for Software defined Radio* (Springer Verlag GmbH, Berlin, 2011)

42. M. Verhelst, B. Murmann, Area scaling analysis of CMOS ADCs. IEEE Electron. Lett. **48**(6), 314–315 (2012)

43. M. Pelgrom, A. Duinmaijer, A. Welbers, Matching properties of MOS transistors. IEEE J. Solid-State Circ. **24**(5), 1433–1439 (1989)

第2章

神经信号调理电路

摘要

　　随着多电极阵列中功能模块密度不断增加，体积不断减小，在电路面积、带宽、功率以及记录系统的可扩展性、可编程性和升级性等方面提出了重大挑战。本章介绍了一种具有低噪声信号放大和带通滤波功能的神经信号调理电路，可用于生物医学植入式设备。电路基于 65nm CMOS 工艺实现，功耗小于 1.5μW。全差分结构的低噪声放大器闭环增益为 40dB，面积为 0.04mm^2，在 0.1~20kHz 工作带宽内输入参考噪声为 3.1μVrms。一阶斜率电容衰减带通滤波器可实现 65dB 的动态范围，在总谐波失真（THD）为 2% 时，输入信号幅度为 210mVrms，总积分输出噪声为 140μVrms。

2.1 概述

使用植入式微系统对大脑特定区域的电活动进行微创监测，为诊断大脑疾病，以及检测和识别特定行为现象的神经模式提供了希望。对神经模式的分类和认知需要同时记录大量神经元的电活动［同时记录局部电场位（LFP）和尖峰信号］，这就需要记录电路的模拟前端具有足够大的动态范围和信号带宽。在极限的情况下，记录通道输入端的神经尖峰信号可等效为在幅度约为 2mV 的 LFP 信号上添加幅度为数十微伏的尖峰信号。如果需要 2μV 的输入参考噪声来满足尖峰信号的信噪比要求，通道的动态范围约需达到 60dB 才能实现 10 位的 A/D 转换。另外，为获取尖峰信号中足够的信息，采样率必须足够快，例如 32kHz，这样对于 100 通道神经记录设备，数据率可达 32Mbit/s。除此之外，大量的体内记录需要遵守严格的安全要求。例如，由于皮层植入物所引起的周围脑组织最高升温应严格保持在 1℃以下 [1]。

系统记录到的神经信号将通过无线链路传输到颅骨外的基站，由于总功率预算的限制，因此低噪声模拟前端和宽带无线高速电路的设计有严格的约束条件。对于典型的多电极阵列而言，记录点的数量可达到几百个，因此设计约束会变得更加苛刻。

前端神经放大器是皮层植入微系统的重要组成部分，放大器的主要设计要求为：工作在低功耗和低噪声状态、传感器（微探针）接口的直流特性稳定、芯片面积小。其中，功耗由放大器可容忍的输入参考热噪声决定，其折中关系用噪声能效因子表示。对于具有恒定带宽和电源电压的理想热噪声限制放大器而言，放大器的功率耗散为 $1/V_n^2$，其中 V_n 是放大器的输入参考噪声。这一关系揭示了放大器实现低噪声性能所需的功耗代价。

本章介绍了一种新型的低功耗神经记录接口系统，该接口系统采用电容反馈低噪声放大器和电容衰减带通滤波器。其中，电容反馈放大器提供了实现低失调和低失真的解决方案，优化了功率 - 噪声的折中关系。而电容衰减带通滤波器提供了宽调谐范围和低功耗实现方案，通过简单的方法拓展了跨导级的线性范围，从而确保低谐波失真。低噪声放大器和带通滤波电路基于 65nm CMOS 工艺实现，功耗分别 1.15μW 和 390nW。全差分低噪声放大器闭环增益为 40dB，面积为 0.04mm²。在 0.1~20kHz 的工作带宽内输入参考噪声为 3.1μVrms。对于典型的细胞外神经信号（峰峰值小于 10mV），总谐波失真（THD）低于 2%。该一阶斜率电容衰减带通滤波器可实现 65dB 的动态范围，并且在 2%THD 时输入信号幅度为 210mVrms，总积分输出噪声为 140μVrms。

本章内容组织如下：2.2 节重点介绍了信号调理电路的详细设计；2.3 节概述了运算放大器电路的概念；2.4 节为实验结果；最后，2.5 节为全章总结和主要结论。

2.2　高能效神经信号调理电路

神经尖峰信号的典型幅度为 10~500μV，其包含的数据频率可达 20kHz，使用如图 2.1 所示的低噪声神经放大器对神经尖峰信号进行放大，其中 V_{ref} 为参考电极的节点电压。放大器 A_1 基于运算跨导放大器设计，能产生与差分输入电压成比例的电流输出。放大器具有电容反馈结构，该结构引用自参考文献 [3]，并进行了细微的修改。神经放大器通常采用两种不同的反馈路径结构来实现高通滤波器，即采用两个亚阈值偏置晶体管或采用两个二极管连接的晶体管。将两个相同的二极管连接晶体管 T_{1-2} 和 T_{3-4} 充当高值电阻 R_h（>$10^{12}\Omega$），这样放大器的低频（高通）截止频率为 $[(2\pi R_h C_f)^{-1}=0.5Hz]$，可滤除电极 - 组织界面引起的直流偏移（通常在 1V 左右），以及典型幅度在 0.1~50mV，频率在 300Hz 及以下的局部场电位（LFP）。放大器的中带增益 A_{mb} 由 C_{in}/C_f 决定，低通截止频率约为 $g_{m,in}/A_{mb}C_L$，其中 $g_{m,in}$ 是输入差分对的跨导，C_L 是放大器的等效负载电容。

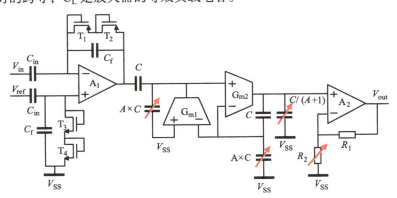

图 2.1　信号调理电路原理图，包括低噪声放大器、带通滤波器和可编程增益放大器

由于神经记录属于微弱电压信号测量，因此噪声特性成为了决定系统性能的限制性因素。神经接口输入端的总噪声由电极引入的噪声和电路系统的输入参考噪声组成。

前者由电极的材料、电极 - 电解质 / 组织界面的阻抗和其他特性决定。后者主要包括电路中各元件的热噪声和闪烁噪声。电路系统的噪声必须保持低于电极噪声（10~20μVrm[4]），以减小它对整体噪声的贡献。在多级系统中，由于后级的放大，第一级（输入）的噪声对电路噪声的影响最大。因此，输入级的设计变得至关重要，并涉及例如功耗和面积之间的折中关系等许多重要指标。如果输入级是仪表放大器，假设晶体管在亚阈值区，且具有一阶频率响应，理想的输入参考噪声可表示为 $V_{rms,ni} = \sqrt{[4kT\pi U_T BW/(\kappa^2 I_{tot})]}$ [5]，其中 k 是玻耳兹曼常数；T 是绝对温度；U_T 是热电压；κ 是亚阈值栅耦合系数；I_{tot} 是总电源电流；BW 是放大器的 –3dB 带宽。由此可以看出，对于给定的带宽，噪声与电源电流的二次方根成反比，因此在噪声和功耗之间存在折中关系（详见附录 A.1）。

具有低噪声低功耗特点的 LNA G_m 折叠式共源共栅电路如图 2.2 所示。该拓扑结构依照参考文献 [6] 构建，其中电流分离技术 [7] 可增强输入和底部晶体管的漏极电阻，而无需任何额外的级联，并能够与输出电流缩放技术 [5] 相结合来进一步降低 OTA 噪声。

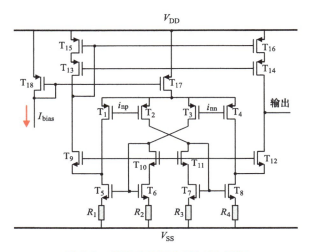

图 2.2　折叠式共源共栅 LNA 电路

由于使用共源共栅电阻负载而非电流源负载，放大器的噪声被最小化到几乎只由两个输入晶体管贡献。折叠式共源共栅 G_m 电路在单级内实现了宽输入共模范围和较高的开环增益。通过增加输入对管和共源共栅器件的 g_m 以及增大器件的宽长比可降低 G_m 电路的输入参考噪声，然而后一种方法的效果由于增加了过剩噪声因子而被部分抵消。考虑 G_m 的输入，电流源（和电流镜）的晶体管的热噪声电压乘以器件本身的 g_m，再除以输入晶体管的 g_m，这表明最大化输入对的 g_m 和最小化电流源（和电流镜）的 g_m 可以使噪声最小化。输出级晶体管具有两个约束：共源共栅晶体管 T_9、T_{12} 的 g_m 必须足够高，以便提高级联节点的输出阻抗，从而产生足够高的直流增益。其次，必须最大化有源负载 T_{5-8} 和 T_{13-16} 的饱和电压，以降低输出级的额外噪声贡献。通过使共源共栅晶体管（宽长比）大于有源负载，使共源共栅晶体管的 g_m 最大化，在提高直流增益的同时，降低它们的饱和电压，从而在不超过输出电压余度的情况下可允许有源负载具有更高的饱和电压。LNA 的偏置电流可以根据其单位带宽的噪声需求进行调整。

在 LNA 的输出级设置一个带通滤波器 [8]，可在增益级的偏置电流发生变化时保持总带宽恒定，如图 2.3 所示。LNA 级所提供的高增益降低了该有限带宽级的噪声底限要求。滤波器的总积分输出电压噪声取决于跨导 G_{m1} 和 G_{m2} 的线性范围（如图 2.4 所示）、衰减器电容 A 和单位电容 C 的比值。通过对输入信号的衰减有效地改善了 G_m 的线性范围。在高通环节，信号被衰减 $A+1$ 倍，然后利用（$A+1$）C 的全电容与 G_{m1} 配合进行滤波。在低通环节，通带中的信号被放大 $A+1$ 倍，电容 $C/$（$A+1$）与衰减电容并联相加，以增加滤波电容。

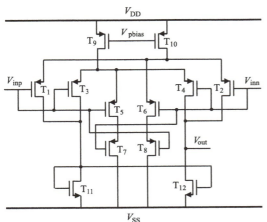

图 2.3　带通滤波器 G_{m1} 单元

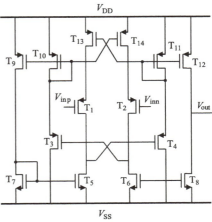

图 2.4　带通滤波器 G_{m2} 单元

2.3　运算放大器

　　动态范围、线性度、建立速度、稳定性和功耗等诸多性能折中，构成了运算放大器的性能包络，而各类运算放大器就工作在各自的包络边缘。因此，这些放大器本身的性能就决定了系统的精度和速度。

　　具有单增益级的放大器具有高输出阻抗，可提供足够的直流增益，甚至可以通过增益提升技术进一步提高增益。单级结构可在低功耗条件下，提供大带宽和良好的相位裕度。另外，由于该架构采用自补偿（主极点由负载电容决定），因此不需要频率补偿，这使得硅片面积较小。但另一方面，这种架构必须通过牺牲输出电压摆幅来获得高输出阻抗，并且由于噪声贡献器件数量多造成噪声较高，同时被偏置电流源限制了电压余度。

　　实现单级高增益运算放大器最简单的方法是采用如图 2.5 所示的套筒式共源共栅放大器 [9]。该结构可以获得较高的开

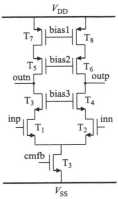

图 2.5　单级放大器：
套筒式共源共栅

环直流增益，并且在闭环增益较低时能够实现高速工作。同时由于电流支路只有两条，因此其功耗很小。不过，套筒式共源共栅运算放大器的最大缺点是其最大输出摆幅低，为 V_{DD}–$5V_{DS,SAT}$，其中 V_{DD} 是电源电压；$V_{DS,SAT}$ 是晶体管的饱和电压。如果放大器达到这一最大可能输出摆幅，输入共模范围只能为零。实际中，必须适当降低输出摆幅，保留一些输入共模范围，以便应对信号共模电平中的不准确和建立瞬变。该结构放大器具有高速能力，是由于在信号路径中仅存在 n 沟道晶体管，以及共源共栅晶体管源极处的电容相对较小。放大器的增益带宽积为 GBW=g_{m1}/C_L，其中 g_{m1} 是晶体管 T_1 的跨导，C_L 是负载电容。因此，GBW 也受到负载电容的限制。

由于其拓扑结构简单、尺寸小，如果输出摆幅足够满足特定应用的需要，套筒式共源共栅运算放大器结构将被优先选用。通过将晶体管 T_{7-8} 驱动到线性区域[10]，该结构的输出信号摆幅被加大。为了保持该拓扑良好的共模抑制比和电源抑制比特性，增加了用于补偿的反馈电路以应对偏差。该套筒式共源共栅运算放大器电流消耗低和增益相对较高、噪声低、工作速度非常快。然而，由于它有五个堆叠的晶体管，这种拓扑结构不适合在低电源电压下工作。

折叠式共源共栅运算放大器拓扑结构[11]如图 2.6 所示。该设计的摆幅受其共源共栅输出级的限制。与套筒式共源共栅运算放大器相比，在具有相同的直流增益的同时，可提供更大的输出摆幅和输入共模范围，且没有大的速度损失。输出摆幅为 V_{DD}–$4V_{DS,SAT}$，并且和输入共模范围没有联系，即 V_{DDV}–V_T–$2V_{DS,SAT}$。该放大器的次极点位于 g_{m7}/C_{par}，其中 g_{m7} 是 T_7 的跨导；C_{par} 是晶体管 T_7 源极节点处 T_1、T_7 和 T_9 的寄生电容之和。由于 p 沟道器件的跨导较小，而寄生电容较大，因此这种放大器的频率响应比套筒式共源共栅运算放大

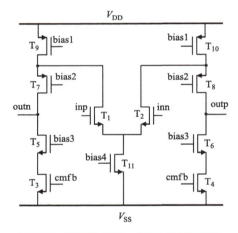

图 2.6　单级放大器：折叠式共源共栅

器的频率响应要差。为保证对称摆幅，输出级电流通常与输入级电流相等。除此之外，折叠式共源共栅运算放大器的 GBW 也等于 g_{m1}/C_L。

具有共源共栅晶体管的放大器的开环直流增益可以通过调节共源共栅晶体管的栅极电压来提高[12]。调节是通过增加一个额外的增益级来实现的，它减少了从输出到输入晶体管漏极的反馈。这样，放大器的直流增益可以提高几个数量级。选择合适的反馈放大器结构，可以使功耗和芯片面积的增加保持在很低的水平[12]。尽管折叠式共源共栅运算放大器只有四个叠层晶体管，但是在使得输出电压摆幅增加的同时，其电流消耗却是套筒式共源共栅运算放大器的两倍。由于来自电流源晶体管

T_9 和 T_{10} 的附加噪声，折叠式共源共栅的噪声比套筒式共源共栅的噪声略高。此外，由于晶体管 T_1 和 T_9 的输出阻抗并联组合，折叠式共源共栅运算放大器具有稍小的直流增益。

如图 2.7 所示，推挽式电流镜运算放大器比折叠式共源共栅运算放大器具有更好的转换速率特性以及潜在更大的带宽和直流增益。转换速率和直流增益取决于电流镜比例 K，该比例通常为 1~3。然而，过大的电流镜比例会增加晶体管 T_{12} 和 T_{13} 栅极的寄生电容，将非主极点推到更低的频率，并限制了可实现的 GBW。由于输入晶体管漏极的寄生电容较大，电流镜放大器的非主极点远低于折叠式共源共栅运算放大器和套筒式共源共栅运算放大器。

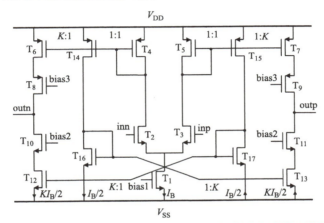

图 2.7 单级放大器：具有共源共栅输出级的推挽式电流镜运算放大器

电流镜放大器的噪声和电流消耗均大于套筒式共源共栅运算放大器和折叠式共源共栅运算放大器。因为转换速率不受限制，所以具有动态偏置的电流镜放大器[13]可用来使放大器的偏置完全基于其小信号行为。在动态偏置中，基于差分输入信号控制运算放大器的偏置电流。对于较大的差分输入信号，偏置电流会增加，以加快输出稳定。因此，此类放大器不会发生转换速率限制，并且放宽了对 GBW 的要求。随着放大器进入稳定，或输入电压降低，偏置电流也会随之减小。偏置电流只需要保持在一定水平，能够提供足够的 GBW 以实现合适的小信号性能即可。此类放大器除了对 GBW 要求较宽松以外，由于较低的静态电流消耗特性，使高直流增益放大器的设计变得更容易。相比之下，在电源电压非常低的情况下，共源共栅输出级的使用在很大程度上限制了可用的输出信号摆幅。因此，经常使用两级运算放大器，运放增益被分配到前后两级实现，其中后一级通常采用共源级输出。不过，在相同的功耗下，两级运算放大器的速度通常低于单级运算放大器。

在几个备选的两级放大器中，图 2.8 所示为一个简单的密勒补偿运算放大器[14]。由于该放大器输出级的所有晶体管都处于饱和区，因此其输出摆幅为 $V_{DD}-V_{DS,SAT}$。

由于从输出节点产生的非主导极点主要由非寄生的负载电容确定，因此放大器具有折中的频率响应。

密勒补偿放大器的增益带宽积近似为 GBW=g_{m1}/C_c，其中 g_{m1} 是 T_1 的跨导。一般来说，基本配置的开环直流增益不足以满足高分辨率应用。可以通过使用共源共栅结构来增加增益，但是，这对信号摆幅和带宽有负面影响。由于 V_{DD} 通过 T_5、T_6 和 C_c 的栅源电容 $C_{GS5,6}$ 连接，因此该架构的另一个缺点是高频时电源抑制能力较差。两级密勒补偿运算放大器的噪声特性与套筒式共源共栅运算放大器相当，优于折叠式共源共栅运算放大器。米勒补偿放大器的速度由其极点分裂电容 C_c 决定。通常情况下，这种位于两级放大器输出端的非主极点位置比折叠式共源共栅运算放大器或套筒式共源共栅运算放大器的位置都要低。

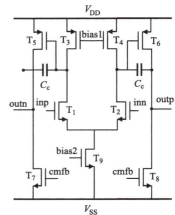

图 2.8　两级放大器：密勒补偿

因此，为了将该极点推到更高的频率，放大器的第二级需要更高的电流，这会导致功耗增加。由于第一级不需要具有大的输出电压摆幅，因此它可以是共源共栅级，或者是套筒式共源共栅或折叠式共源共栅。但是，电流消耗和晶体管数量也相应增加。折叠式共源共栅结构的优点是输入共模范围较大，避免了级间电平漂移，而套筒式共源共栅级可以提供更大的带宽和更低的热噪声。

图 2.9 所示为一个具有共源输出级和密勒补偿的折叠式共源共栅运算放大器。其噪声特性与折叠式共源共栅运算放大器相当。如果使用共源共栅输入级，则可以将引线补偿电阻与共源共栅晶体管合并。图 2.10 所示为具有共源输出级和 Ahuja 式频率补偿的折叠式共源共栅运算放大器[15]。由于衬底噪声通过输出级增益晶体管

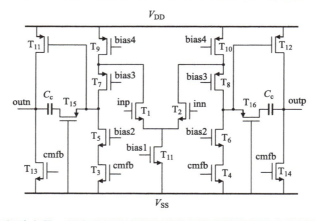

图 2.9　两级放大器：具有共源输出级和密勒频率补偿的折叠式共源共栅放大器

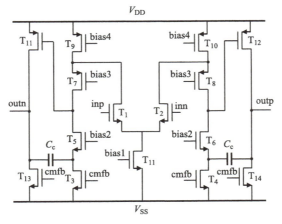

图 2.10　两级放大器：具有共源输出级和 Ahuja 式频率补偿的折叠式共源共栅放大器

的栅源电容耦合，而不是通过极点分裂电容直接耦合到运算放大器输出[15]，因此 Ahuja 式补偿运算放大器的工作方式比密勒式补偿的运算放大器适用于更大的电容负载，并且具有更好的电源抑制能力。

2.4　实验结果

使用工业标准的 TSMC 90nm（电压和时域 ADC）和 65nm（电流域 ADC）CMOS 工艺，在 Cadence Virtuoso 上，温度 37℃，进行晶体管级的设计仿真。模拟电路在 1V 电源下工作，数字模块在 400 mV 电源下在以接近阈值的状态工作。测试数据集（如图 2.11 所示）记录自人类大脑皮层和基底神经节。神经接口前端的信号质量，除了电极材料和电极 / 组织接口的特性外，还受到生物电势本身的限制，这决定了系统资源的限制（功率、大小、带宽和热耗散等，以避免组织损伤）。当神经元发出动作电位时，通过打开电压控制的神经元通道，从而实现细胞膜的去极化过程，导致神经元内外发生电流流动。前置放大器输入端的神经元信号时间序列（如图 2.12 所示）由尖峰脉冲加上加性高斯白噪声组成（灰色区域是随机选择的 1000 个神经通道区段，黑色区域是过滤掉预测偏差的估计方差 σ^2）。

由于细胞外介质是电阻性的[16]，因此细胞外电势与通过神经细胞膜的电流近似成正比。通过保持恒定的电流密度，电流的相对不确定度与界面面积的二次方成反比。细胞膜的行为大致类似于 RC 电路，并且大部分电流流过膜电容。在典型的电极组织界面中，可通过电流测量来感知这些神经信号。因此，通过保持恒定的电流密度，电流的相对不确定度与界面面积的二次方成反比。对于较低的频率，电极噪声谱密度近似趋向于 –10dB/dec。然而，对于高于 1~10kHz 的频率，接口电容形成了高频极点并对信号和噪声频谱进行整形，因此噪声进入记录放大器输入前已被低通滤波。

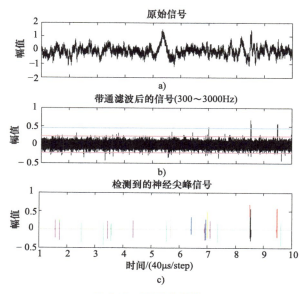

图 2.11　测试数据集

a）放大后的原始信号，未校正增益　b）带通滤波后的信号　c）检测到的神经尖峰信号

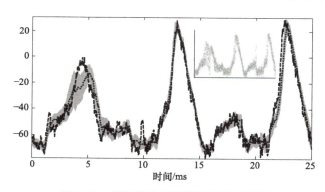

图 2.12　神经细胞活性的统计电压示踪

　　由于神经信号幅度小，电极组织界面阻抗高，所以在信号可以被数字化之前，需要对细胞外神经信号进行放大和低通滤波。低通滤波器输出的时域噪声评估和噪声功率谱密度的示例如图 2.13 所示。对于高于 10kHz 的频率，接口电容形成高频极点并对信号和噪声谱进行整形；噪声被低通滤波后进入记录放大器输入。接口的输入等效噪声电压随着放大级增益的增加而减小，即信号功率的二次方与其噪声方差的比率可以表示为 $\mathrm{SNR} = F_\Sigma^2 / \left[\sigma_{\text{neural}}^2 + \sigma_{\text{electrode}}^2 + \sum_i \left(\prod_j G_j^{-1} \right) \sigma_{\text{amp},i}^2 \right]$，其中 F_Σ 是信号总功率；$\sigma_{\text{amp},i}^2$ 表示第 i 级放大级与增益 G_j 相加的噪声的方差；$\sigma_{\text{electrode}}^2$ 为电极方差；

σ^2_{neural} 为生物神经噪声方差。最后，观测到的系统信噪比也会随着系统同构扩展而增加，这表明在信噪比和系统速度之间需要进行基本的折中。

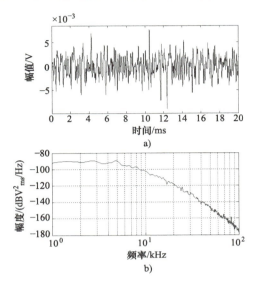

图 2.13　a）低通滤波器输出处的时域噪声幅值
b）低通滤波器输出处的噪声功率谱密度（PSD）

全差分低噪声放大器闭环增益达到 40dB，面积为 0.04mm²。输入参考噪声在 0.1~20kHz 的工作带宽内为 3.1μVrms。对于典型的细胞外神经信号（峰峰值小于 10mV），THD 低于 2%。共模抑制比（Common Mode Rejection Ratio，CMRR）和电源抑制比（Power Supply Rejection Ratio，PSRR）均大于 75dB。

该一阶斜率电容衰减带通滤波器的动态范围为 65dB，THD 为 2% 时，输入信号幅度为 210mVrms，总积分输出噪声为 140μVrms。在 20 kHz 频率下，V/I 转换器的 THD 为 0.04%。表 2.1 将本章所述工作与神经记录系统的发展现状进行了比较。

表 2.1　现有技术间神经接口的比较

接口	[17]	[18]	[19]	[20]	[本研究][1]
工艺	0.18	0.13	0.18	0.065	0.065
V_{DD}/V	0.45	1.2	1.8	1	1
增益 /dB	52	54~60	30~72	52.1	65
输入参考噪声 /μVrms	3.2	4.7	3.2	4.13	3.1
带宽 /Hz(k)	10	5~10	6~300	1~8.2	20
功耗 / 通道 /μW	0.73	3.5	5.4	2.8	2.1
面积 / 通道 /mm²	0.2	0.09	0.08	0.042	0.036

① 模拟仿真数据。

2.5 结论

在采取预防、纠正措施或采用刺激装置之前，通过记录生物电子接口与神经细胞的相互作用，可以促进早期诊断并预测预期行为，以防止震颤等有害的神经活动。多通道神经接口允许在多个位置进行空间神经记录和刺激。为了避免感染的风险，这类系统可植入到皮下，而记录的神经信号和植入操作所需的能量则以无线方式传输。最大通道数受噪声、面积、带宽、必须从外部提供给植入物的功率、热耗散（即避免组织坏死）以及记录系统的器件尺寸可缩小性和可拓展性的限制。电极经常记录来自多个周围神经元的动作电位。随后，区分尖峰和噪声的能力既取决于来自每个神经元的无噪声尖峰信号之间的差异，也取决于记录接口的信噪比水平。在波形与坐标轴对准之后，通过特征提取步骤表征检测到的尖峰信号，并在降维空间中表示每个检测到的尖峰信号。特征提取和尖峰信号分类显著降低了数据传输之前的数据需求（在多通道系统中，原始数据速率大大高于无线遥测的有限带宽）。

本章介绍了一种具有电容反馈低噪声放大器和电容衰减带通滤波器的低功耗神经信号调理电路。电容反馈放大器提供了可实现低失调和低失真的解决方案，具有优化的功率 - 噪声折中关系。而电容衰减带通滤波器提供了宽调频范围和低功耗实现方案，通过简单的方法拓展了跨导级的线性范围，从而确保了低谐波失真。

参考文献

1. IEEE Standards Coordinating Committee, in *IEEE standard for safety levels with respect to human exposure to radio frequency electromagnetic fields, 3 kHz to 300 GHz*, C95.1-2005, 2006
2. M. Steyaert, W. Sansen, C. Zhongyuan, A micropower low-noise monolithic instrumentation amplifier for medical purposes. IEEE J. Solid-State Circuits **22**(6), 1163–1168 (1987)
3. R. Harrison, C. Charles, A low-power low-noise CMOS amplifier for neural recording applications. IEEE J. Solid-State Circuits **38**(6), 958–965 (2003)
4. M.C. Chae, W. Liu, M. Sivaprakasam, Design optimization for integrated neural recording systems. IEEE J. Solid-State Circuits **43**(9), 1931–1939 (2008)
5. W. Wattanapanitch, M. Fee, R. Sarpeshkar, An energy-efficient micropower neural recording amplifier. IEEE Trans. Biomed. Circuits Syst. **1**(2), 136–147 (2007)
6. C. Qian, J. Parramon, E. Sanchez-Sinencio, A micropower low-noise neural recording front-end circuit for epileptic seizure detection. IEEE J. Solid-State Circuits **46**(6), 1329–1405 (2011)
7. F. Bahmani, E. Sánchez-Sinencio, A highly linear pseudo-differential transconductance, in *Proceedings of IEEE European Solid-State Circuits Conference*, 2004, pp. 111–114
8. S.K. Arfin, Low power circuits and systems for wireless neural stimulation. PhD thesis, Massachusetts Institute of Technology, 2011
9. G. Nicollini, P. Confalonieri, D. Senderowicz, A fully differential sample-and-hold circuit for high-speed applications. IEEE J. Solid-State Circuits **24**(5), 1461–1465 (1989)
10. K. Gulati, H.-S. Lee, A high-swing CMOS telescopic operational amplifier. IEEE J. Solid-State Circuits **33**(12), 2010–2019 (1998)

11. T.C. Choi, R.T. Kaneshiro, W. Brodersen, P.R. Gray, W.B. Jett, M. Wilcox, High-frequency CMOS switched-capacitor filters for communications application. IEEE J. Solid-State Circuits **18**, 652–664 (1983)

12. K. Bult, G. Geelen, A fast-settling CMOS op amp for SC circuits with 90-dB DC gain. IEEE J. Solid-State Circuits **25**(6), 1379–1384 (1990)

13. R. Harjani, R. Heineke, F. Wang, An integrated low-voltage class AB CMOS OTA. IEEE J. Solid-State Circuits **34**(2), 134–142 (1999)

14. R. Hogervorst, J.H. Huijsing, *Design of low-voltage low-power operational amplifier cells* (Kluwer Academic Publishers, Dordrecht, 1999)

15. B.K. Ahuja, An improved frequency compensation technique for CMOS operational amplifiers. IEEE J. Solid-State Circuits **18**(6), 629–633 (1983)

16. C.I. de Zeeuw et al., Spatiotemporal firing patterns in the cerebellum. Nat. Rev. Neurosci. **12**(6), 327–344 (2011)

17. D. Han et al., A 0.45 V 100-channel neural-recording IC with sub-μW/channel consumption in 0.18 μm CMOS. IEEE Trans. Biomed. Circuits Syst. **7**(6), 735–746 (2013)

18. K. Abdelhalim et al., 64-channel UWB wireless neural vector analyzer SoC with a closed-loop phase synchrony-triggered neurostimulator. IEEE J. Solid-State Circuits **48**(10), 2494–2510 (2013)

19. C.M. Lopez et al., An implantable 455-active-electrode 52-channel CMOS neural probe, in *IEEE International Solid-State Circuits Conference*, pp. 288–289, 2013

20. K.A. Ng, Y.P. Xu, A multi-channel neural-recording amplifier system with 90 dB CMRR employing CMOS-inverter-based OTAs with CMFB through supply rails in 65 nm CMOS, in *IEEE International Solid-State Circuits Conference*, pp. 206–207, 2015

第

2

章

第
3
章
神经信号量化电路

摘要

　　采用生物相容性电极的神经接口植入大脑后，具有细胞记录采出率高、通道数多，记录到神经尖峰数据与（或）场电位的信噪比高等特点。通过增加记录电极的数量，空间上的广泛分析可以解释神经元同步活动的方式和原因。在本章中，介绍了几种适用于多通道神经信号处理的方案，分别是电压域、电流域和时域的 A/D 转换器（ADC）。该电压域逐次逼近模数转换器（SAR ADC）结合了可编程增益和 A/D 转换功能，面积为 0.028mm^2，在 100kS/s 采样率下功耗为 $1.1\mu\text{W}$。该电流域 SAR ADC 基于 65nm CMOS 工艺实现，在电源电压为 1V，采样率为 40kS/s 时，功耗小于 367nW，品质因数为 14fJ/转换步长。基于时域的可编程增益 ADC 可以应用在易于扩展的、高能效的、植入式的生物医学记录系统中。该时域 ADC 基于 90nm CMOS 工艺实现，采样率为 640kS/s，面积为 0.022mm^2，功耗小于 $2.7\mu\text{W}$，品质因数为 6.2fJ/转换步长。

3.1 概述

在采取预防、纠正措施[1]或采用刺激装置之前，通过记录生物电子接口与神经细胞的相互作用，可以促进早期诊断并预测预期行为，以防止震颤等有害的神经活动。微电极阵列能够同时记录来自数百个通道的神经信号[2]，加速了大规模神经元活动的监测和神经疾病的诊断。通过增加记录电极的数量，空间上的广泛局部场电位分析可以解释神经元同步活动的方式和原因。对人体运动系统的研究揭示了神经元尖峰时间[3]和尖峰间隔[4]如何编码由运动控制的运动学参数。神经元产生的尖峰幅度与附近的体细胞几乎一致，但测量到的信号取决于电极相对于细胞的位置。神经接口前端的信号质量除了受到电极材料中电极‑组织界面特性的影响，还受到生物电信号的性质及生物背景噪声的影响，这些都决定了系统资源。对于便携式或植入式设备，微电极阵列需要微型电子设备放大微弱的神经信号，过滤噪声和带外干扰，并将神经信号数字化以便传输。单通道[5]或多通道集成神经放大器和 ADC在记录电极和信号调理电路之间提供接口，因此放大器和模数转换器的性能面临着很大挑战。

本章提出了适用于多通道神经信号处理的电压域、电流域和时域的 ADC，并在电路体系结构上对噪声、速度和功耗进行评估权衡。该方法为优化物理电子接口的信噪比、响应时间和线性度等参数提供了关键思路。该电压域 SAR ADC 结合了可编程增益和 A/D 转换功能，面积为 0.028mm²，在 100kS/s 采样速率下功耗为 1.1μW。该电流域 SAR ADC 基于 65nm CMOS 工艺实现，在电源电压为 1V，采样速率 40kS/s 时，功耗小于 367nW，品质因数为 14fJ/ 单位转换步长。基于时域的可编程增益 ADC 可以应用在易扩展的、高能效的、植入式的生物医学记录系统。该时域 ADC 基于 90nm CMOS 工艺实现，采样速率为 640kS/s，面积为 0.022mm²，功耗小于 2.7μW，品质因数为 6.2fJ/ 单位转换步长。

本章内容如下：3.2 节概述了低功耗 ADC 的体系结构；3.3 节分析了 ADC 的主要组成部分，即采样保持电路、运算放大器和比较器；3.4 节重点介绍电压域 ADC，以及在电路结构层次上的噪声；在 3.5 节中，对电流域 ADC 的主要模块进行了评估；3.6 节中讨论了采用线性电压‑时间转换器（Voltage to Time Converter，VTC）和两级时间‑数字转换器（Time to Digital Converter，TDC）的时域 ADC；3.7 节为实验结果部分；最后 3.8 节为讨论和结论部分。

3.2 低功耗 ADC 结构

自从数字信号处理出现以来，ADC 就一直扮演着连接模拟和数字世界的重要角色。它们以固定的时间周期（通常由应用程序指定）执行模拟信号的数字化。A/D转换过程包括对模拟输入信号进行采样，并将其与参考电压进行比较，然后量化为数字表示，进而在后续数字系统中进一步完成信号处理。根据这些功能的组合方式，可以根据每个功能的不同要求使用不同的 ADC 结构。为优化 ADC 功耗，在讨论系统问题之前了解每个功能（模块）的性能约束十分重要。这一章介绍了基本 A/D 转换过程的概念和每个关键模块的功耗约束。

并行（闪存）ADC 是迄今为止速度最快、原理最简单的转换器[6-15]，模拟输入施加到比较器的一端，另一端连接合适的参考电平（从零到满刻度）。阈值电压通常由被电阻等间距分压的一个或多个基准产生，并施加在比较器输入端。对于 n 位分辨率的转换器，有 2^n-1 个比较器同时评估模拟输入，并生成温度码形式的数字输出。由于并行 ADC 每次转换只需要一个时钟周期，因此它是最快的 ADC。但另一方面，并行 ADC 的分辨率受到电路复杂高、功耗高以及比较器和基准电压源不匹配的限制。并行 ADC 的复杂度、功耗和面积随分辨率的增加呈指数增长。

为了降低硬件复杂度、功耗和芯片面积，提高分辨率，同时保持较高的转换率，可以将闪存转换器扩展为两级/多步[16-24]或分级比较结构[25-33]（也称为串并联 ADC）。从概念上讲，假设 n_1、n_2、$\cdots n_m$ 全部等于 n，这些类型的 ADC 需要 $m \times 2^n$ 个比较器而非 $2^{m \times n}$ 个比较器才能实现全并行。然而，串并行、两级/多步 ADC 中的转换不像闪存 ADC 那样即时产生，并且要求在子量化器完成转换之前输入必须保持恒定。因此，需要采样保持电路来提高电路性能。图 3.1 所示为转换的两个步骤。图 3.2 所示为简化的两级 ADC 结构和相应的两级时间/数字（T/D）转换器。第一 A/D 子转换器执行粗略转换。DAC 用于将 A/D 子转换器的数字输出转换回模拟域。然后从模拟输入中减去 DAC 的输出。产生的信号被称为残差，然后被放大并传送到第二个 A/D 子转换器，第二个 A/D 子转换器完成全分辨率的精细转换。虽然并非必要，但在大多数情况下这两级之间存在放大作用。在放大级的作用下，第二个 A/D 子转换器可以工作在与第一个 A/D 子转换器相同的电平下，因此第二个 A/D 子转换器具有相同的精度要求。在转换结束时，将两个 A/D 子转换器的数字输出相加。通过并行处理，该结构的吞吐量可以保持与闪存 ADC 相同的速率。然而，由于增加了额外一级转换器（用于减少精确比较器的数量），转换后的输出具有两个时钟周期的延迟。如果系统可以容忍延迟，则两级转换器是一种功耗更低、面积更小的替代方案。

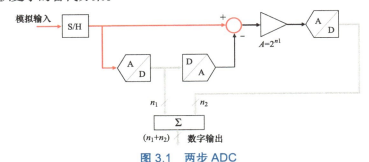

图 3.1　两步 ADC

通过从输入到数字输出的不同路径。如果所有并行的 ADC 都是相同的，则这些路径也是相同的。但是，如果各个转换器之间出现偏置、增益、带宽或时间不匹配，则每次从一个 ADC 切换到另一个 ADC 时，输入信号的路径都会改变。

逐次逼近寄存器（Successive Approximation Register，SAR）算法[63-73]ADC 利用低转换率降低电路的复杂度和功耗，如：通过每位一个时钟周期（加上用于采样的一个时钟周期）的方法。图 3.5 所示的 n 位 SAR ADC 通常由 S/H 电路和由比较器、SAR 逻辑电路和 n 位 ADC 组成的反馈环路组成。

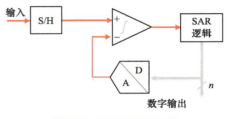

图 3.5　SAR ADC 结构

每个时钟周期内，SAR 逻辑从比较器获取数据，并根据 SAR 算法：DAC 生成参考电压一半的值，从最高有效位到最低有效位逐位转换，并组合传输至 DAC。随后，比较器将保持信号和 DAC 的输出信号进行比较，如果结果为高，对信号进行保持，如果结果为低，则复位到 MSB。该算法以相同方式预测每一个连续位，直到所有 n 位都已被确定。在下一次转换开始时，当 S/H 电路对下一输入进行采样时，SAR 得到 n 位输出并复位寄存器。采样保持电路或比较器中的偏移量会产生转换范围的移位，但是该移位对于每个代码都是相同的。对于较低的采样周期，S/H 电路的失真要尽可能低。除此之外，DAC 也有严格的要求，因为它决定了整个电路的线性度和转换速度。

由于所需的模拟模块数量少，执行转换所需的数字逻辑非常简单，常用 SAR ADC 进行生物医学信号的数字化处理，以最优化功耗。

3.3　ADC 构建模块

3.3.1　采样保持电路

A/D 转换的实现依赖于 ADC 的前端：采样保持（S/H）电路。S/H 电路除了受到电路噪声和信号失真的影响外，还需要精确的时基来定义输入信号的采集时间。ADC 的动态性能下降通常归因于 S/H 电路（以及相关的缓冲放大器）的缺陷。S/H 电路的主要功能是对输入信号进行采样并保持其值，直到 ADC 能够处理该信息为止。采样操作之间的时间间隔相同，可以确定电路的采样率（或时钟速率）。S/H 电路的操作可分为采样模式（有时也称为采集模式）和保持模式，其持续时间不必相等。在采样模式下，输出值跟踪输入值，或被复位到某个固定值，这种模式下的电路也通常称为跟踪保持（T/H）电路。在保持模式下，S/H 电路记录采样时刻的输入信号值，这种模式下的电路可以视为模拟存储单元。电容和电感是用作存储器的基本电路元件，可以分别将信号存储为电压（或电荷）信号和电流信号。在集成电路工艺中，开关 - 电容结构（高截止阻抗，用于电压存储）比开关 - 电感结构（低导通阻抗，用于电流存储）更容易实现，因此所有 S/H 电路都采用电压采样的开关电容技术。S/H 电路结构大致可分为开环结构和闭环结构。二者区别为：闭环结构在保持模式下，采样电容被封闭在反馈环路中。虽然开环结构速度快，但是缓冲放大器的非线性增益和开关电荷注入引起的谐波失真限制了其精度。将采样电容封闭在反馈回路中可以减少非线性寄生电容和 MOS 开关电荷注入的影响，但是反馈会降低速度。

图 3.6~ 图 3.8 所示为闭环的开关电容构成的 S/H 电路的三种常见结构[56、62-76]。为简单起见，图中仅展示单端结构，但实际上电路使用全差分结构。在 ADC 等数模混合电路中，最好使用全差分模拟信号，全差分模拟信号电源抑制和共模噪声抑制能力强。该结构需要两相不重叠的时钟进行采样、保持或传输。图 3.6~ 图 3.8 所示的开关结构用于采样阶段，图 3.9~ 图 3.11 所示的结构用于保持阶段。基本工作原理为：采样电容 C_H 进行信号采样，并通过使用反馈结构的运算放大器将信号电荷传输到反馈电容 C_F 上。在如图 3.6 所示的常用的积分器结构中，假设运算放大器和开关是理想的，运算放大器使 C_H 上的采样信号电荷转移到 C_F 上。

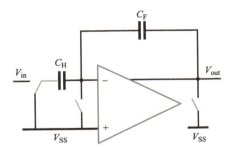

图 3.6　具有 C_F 和 C_H 的 S/H 电路的在采样阶段的开关电容结构

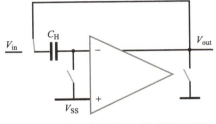

图 3.7　具有一个电容 C_H 的 S/H 电路的在采样阶段的开关电容结构

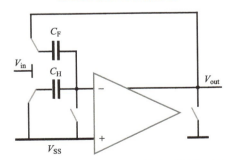

图 3.8　具有共享电容 C_F 做为采样电容的 S/H 电路的在采样阶段的开关电容结构

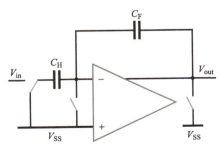

图 3.9　具有 C_F 和 C_H 的 S/H 电路的在保持阶段的开关电容结构

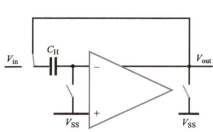

图 3.10 具有一个电容 C_H 的 S/H 电路的在保持阶段的开关电容结构　　图 3.11 具有共享电容 C_F 做为采样电容的 S/H 电路的在保持阶段的开关电容结构

如果 C_H 和 C_F 容值不相等，信号传输到 C_F 后，放大器输出电压 $V_{out}=(C_H/C_F)$ V_{in}。一个开关电容电路[75, 76]可以同时实现采样保持和增益功能。

在图 3.7 所示的结构中，只有一个电容，这个电容同时用作采样电容和反馈电容。这种结构没有增益功能，但它速度快，因为反馈因子（反馈电容与求和节点的总电容之比）比前一结构大得多，工作起来更接近放大器的单位增益频率。除此之外，该结构没有其他两种结构的电容失配的问题。该结构的采样操作是在没有运算放大器的情况下被动进行的，信号采集速度更快。在保持模式下，采样电容与输入断开，接入运算放大器[56, 62]周围的反馈环路。

图 3.8 所示的是另一种结构，是图 3.6 和图 3.7 中的组合版本。该结构在采样阶段，在 C_H 和 C_F 上对信号进行采样，得到的传递函数 $V_{out}=(1+(C_H/C_F))V_{in}$。在下一阶段，采样电容中的采样电荷被转移到反馈电容。反馈电容具有来自采样电容的转移的电荷以及输入信号的电荷。与图 3.6 中所示的结构相比，尽管反馈因子 β 是相当的，但是这种结构具有更大的带宽。决定开关电容电路带宽的重要参数是运算放大器的跨导（G_m）、反馈因子 β 和输出负载电容。带宽由 $1/\tau=\beta G_m/C_L$ 得出，其中 C_L 是运放输出的总电容。由于 S/H 电路使用放大器作为缓冲器，采集时间是放大器参数的函数。同样，S/H 电路输出端的误差容限取决于放大器的偏移、增益和线性度。一旦发出保持命令，S/H 还会面临其他错误：基座误差是由于电荷注入和时钟馈通造成的，开关通道中积累的部分电荷分布在电容上，从而稍微改变了电容上的电压；除此之外，时钟还会通过栅极和源、漏极之间的交叠电容耦合到电容上。

在保持阶段产生的另一个误差称为"droop"，它与寄生阻抗引起的电容的漏电以及开关漏极形成的反向偏置二极管的漏电有关。漏极面积减小，可以减小二极管漏电。虽然放大器的输入阻抗非常大，但开关的关断阻抗有限，通过该阻抗也可能会发生漏电。除此之外，衬底也会漏电。

采样保持电路的一个突出缺点是输入开关的导通电阻变化导致的失真。工艺偏差导致电源电压的变化速度快于阈值电压，这导致开关的导通电阻变化更大。因此，开关的带宽对信号的依赖性越来越强。为了保持开关栅源电压恒定，引入了时钟自举功能（详见第 3.2 节），必须小心确保电路的可靠性不会受到影响。

虽然 CMOS 工艺的进步促进模数混合电路的速度提高，但随之而来的电源电压的降低和各种短沟道效应等问题对电路的增益、信号摆幅和噪声带来了不利的影响，在低功耗情况下尤为明显。在采样电路中，MOS 晶体管开关的电阻热噪声被存储在采样电容中。由于采样电路不能区分噪声和信号，因此该信号包含采样时的噪声值。在这种情况下，当信号作为电荷存储在电容上时，均方根（RMS）总积分热噪声为 $\overline{v_{ns}^2} = kT / C_H$，其中 kT 是热能，C_H 是采样电容，这也被称为 kT/C 噪声。表达式中没有电阻，是因为电阻增大导致的热噪声功率增加和减小的带宽相互抵消。在采样过程中，kT/C 噪声通常由开关通道噪声和放大器噪声两部分组成。由于在采样之前开关不会传导直流电（假设 S/H 电路的带宽很大，并且电路稳定），因此不考虑 $1/f$ 噪声，只有热噪声起作用，热噪声是受工艺偏差响较小的沟道电阻的函数[77]。在大多数情况下，放大器产生的噪声由输入晶体管的沟道噪声主导，热噪声和 $1/f$ 噪声都有贡献。由于放大器的输入晶体管通常偏置在饱和区以获得较大的跨导（g_m），碰撞电离和热载流子效应往往会提高热噪声水平[78-80]，因为光刻更加精细、最小栅长更短，导致栅极电容减小，进而导致 $1/f$ 噪声增加。随着 CMOS 工艺的不断发展，放大器成为了主要的噪声源。有趣的是，输入参考噪声（以及总的积分输出噪声）仍是 kT/C 的形式，即 $\overline{v_{ns}^2} = \chi_1 kT / C_H$，$\chi_1$ 为校正因子。因此，降低噪声或提高采样保持电路信噪比的一个基本方法是增加采样电容大小。为了保持采样速度，电容尺寸越大，所需的充放电电流越大，功耗会随之增加。

3.3.2　自举开关电路

在标准 CMOS 工艺中，MOS 晶体管的阈值电压不随电源电压的变化而变化，当 MOS 晶体管在低电压下用作开关时，MOS 晶体管的阈值电压不随电源电压的变化而变化，这将成为一个严重的问题。当信号幅度较大时，开关导通电阻不是恒定的，而是随漏极电压和源极电压变化的函数，这导致精度和带宽失真。如果 V_{DS} 较小，则导通电阻表示为 $R_{on}=L/(\mu C_{ox} W (V_{GS}-V_T))$。在方程中，有两个电压相关项。第一个也是占主导地位的，是栅源电压 V_{GS}。第二个是与源极 - 衬底有关的阈值电压 V_T。在 V_T 最坏的情况下，虽然可以使用大尺寸晶体管作为开关，但是大尺寸开关的寄生电容会使电路的输出负载过大。因此，在不增加过多寄生电容的情况下，提高 $V_{GS}-V_T$ 是实现低导通电阻开关的理想方法。

有几种方法可以增加栅极电压驱动：一种方法是通过在工艺中增加额外的低阈值晶体管来降低 V_T，但这会增加工艺复杂性。另一种增加 V_{GS} 的方法是使用芯片电源产生的大电压驱动芯片上的所有开关，这种方法存在的问题是，共用电源会使敏感节

第
3
章

点产生串扰，同时也难以估计用于驱动所有开关的总电荷，因此该方法并不可行。

　　避免主要源非线性的另一个解决方案是使开关栅源电压恒定，通过使栅极电压跟踪源极电压，电压偏移值为 $\Delta V_{\text{off\_in}}$，该偏移值最大等于电源电压。这种技术称为自举[81]。图 3.12 所示的自举电路使用相同时钟驱动每个开关以避免时钟线路产生的串扰问题。开关电容在每个时钟周期预充电，$\Delta V_{\text{off\_in}}$ 可以由开关电容产生。在时钟相期间，当晶体管不导通时，开关电容被预充电到 $\Delta V_{\text{off\_in}}$。为了使开关导通，电容在输入电压和晶体管栅极之间切换。出于面积考虑，选择尽可能小的电容值，但也要足够大，以便将负载充分充电到所需的电压水平。器件尺寸的选择是为了在负载产生足够快的上升和下降时间。负载由开关 T_{10} 的栅极电容和自举电路与开关器件互连产生的寄生电容组成。因此，在版图中应尽量缩小自举电路和开关之间的距离，或插入屏蔽保护。当开关 T_{10} 导通时，其栅极电压 V_G 大于模拟输入信号 V_{in} 固定值：$\Delta V_{\text{off\_in}}=V_{DD}$。虽然栅极的电压的绝对值可能超过正输入信号，但是端子到端子的电压没有一个超过 V_{DD}。单相时钟 CLK 打开、关断开关 T_{10}。在关闭阶段，CLK 为低电平，通过器件 T_{11} 和 T_{12} 将开关栅极放电到地。

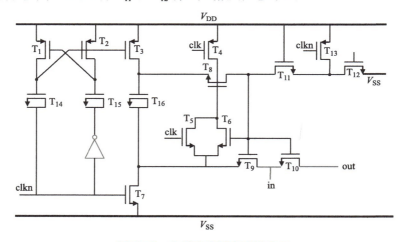

图 3.12　自举电路提高时钟电压

　　同时，T_3 和 T_7 经过作为电容的晶体管 T_{16} 到 V_{DD}，T_{16} 栅源短接，在导通阶段用作电池。电容充电时 T_8 和 T_9 隔离开关和电容。当 clkn 变高时，T_6 将 T_8 的栅极拉低，允许来自电池电容的电荷流入 T_{10} 的栅极。这将同时打开 T_9 和 T_{10}。T_9 使 T_{10} 的栅极电压随着施加在 T_{10} 的源极的输入电压偏置至 V_{DD}，无论输入信号如何变化，栅源电压保持恒定。

3.3.3　运算放大器电路

　　S/H 电路的速度和功耗在主要由运算放大器决定。通常，放大器的开环直流增益限制了放大器的精度，而放大器的带宽和转换速率决定了最大时钟频率。采样保持电路中的运算放大器有一些独特的要求，其中最重要的是输入阻抗，它必须是纯电容性的，以保证电荷的守恒。因此，运算放大器输入必须采用共源极或源极跟随器结构。采样保持电路的另一个特征是放大器的输出负载，通常是纯电容性的，因此放大器的输出阻抗可能很高。单独驱动负载电容的好处是不需要输出电压缓冲器。此外，如果放大器所有内部节点都是低阻抗的，只有输出节点高阻抗，则可以最大限度地提高放大器的速度。但是，输出级的输出阻抗非常高会导致信号摆幅小。

运算放大器有限的直流增益限制了其精度。准确的建立误差不仅取决于增益，还取决于使用放大器的电路的反馈因子。基于局部负反馈[82-84]是一种广泛使用的提高直流增益的方法。除了共源共栅技术之外，其他提高直流增益的技术也被提出。目前，人们已就正反馈的增益提升问题进行了研究[85,86]。在 [87] 中，利用动态偏置（在运算放大器电流建立相结束时减小）来增加直流增益。它利用了电流降低来降低晶体管 g_{DS}，从而增加了直流增益。通过增加一个额外的增益级来调节共源共栅晶体管[88] 的栅极电压，使放大器的直流增益提高几个数量级。

除了放大器带宽之外，放大器只能向负载电容提供有限电流，这也影响放大器的建立时间。因此，输出的变化速度不能快于转换速率。在设计放大器时，负载电容是已知的，压摆率（$SR=kV_{max}/T_S$）可以根据最大电压 V_{max} 和时钟周期 T_S 计算出来。一个常用的经验法则是，应该预留三分之一的建立时间用于时钟摆动，从而使 $k=6$，所需的压摆电流为 $I_{SR}=(kV_{max}C_L)/T_S$。它与时钟频率线性相关，而与获得放大器带宽所需的电流二次相关。通过增大晶体管尺寸，运算放大器单位增益频率 ω_1 可以增加 g_{min}；但是，这并不一定意味着运算放大器速度会变得更快。寄生电容也会随之增大，因此导致反馈因子 β 变小，主极点 $\omega_p=\beta\omega_1$ 被推向更低的频率。因此，g_{min} 和 C_G 的也需要权衡。这表明存在一个输入对的最优尺寸，可以避免输入电容主要影响反馈系数，从而使运放的跨导最大。

第 2.3 节给出了几种单级和双级放大器的概述。

3.3.4 锁存比较器电路

由于响应速度快，再生锁存器广泛应用于高速应用型比较器。理想的锁存比较器由无限增益的前置放大器和数字锁存电路组成。由于比较器中使用的放大器不需要是线性或闭环拓扑结构，因此它们可以采用正反馈以获得几乎无限的增益[89]。由于其特殊的结构，锁存比较器的工作过程可以分为两个阶段：跟踪阶段和锁存阶段。在跟踪阶段，动态锁存电路被禁用，输入模拟差分电压由前置放大器放大。在锁存阶段，前置放大器被禁用，锁存电路将放大的差分信号再生为具有正反馈机制的一对满量程数字信号，并锁存在输出端。

根据所使用的锁存器类型，锁存比较器可以被分为两组：静态型[56,90,91]锁存比较器和动态型[92-94]锁存比较器，前者在操作期间消耗恒定的电流，后者不消耗任何静态功耗。当动态锁存电路再生不同信号时，再生节点上的电压变化很大，会引入瞬时大电流。瞬时电流通过晶体管的寄生栅源、栅漏电容耦合到比较器的输入，使得干扰很大。这就是回踢噪声的影响。大量的比较器同时打开或关闭，来自再生节点的变化量会非常大，可直接导致输出错误量化代码[95]。

图 3.13 所示为文献 [90] 中的静态锁存比较器。当时钟信号为高时，T_{10} 和 T_{11} 由交叉连接的晶体管 T_8、T_9 形成的锁存器放电到输出节点。当锁存信号变低时，T_6 和 T_7 之间的漏极电流差与输出电压差有关。因为 T_8 和 T_{11} 必须等待，直到任一侧输出电压大于 V_T，因此电路中存在一定延迟。另一种是在输出完全稳定后，比较器中存在接近阈值的静态电流。

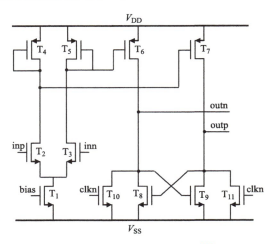

假设 outp 节点的电势高于 outn 节点的电势，那么在短时间后，T_{11} 关断，outp 的电位变为 V_{DD}，然而，由于 T_8 处于线性区域，因此来自 T_6

图 3.13　静态锁存比较器 [90]

的静态电流将在再生期间耗尽。由于输入晶体管通过电流镜与再生节点隔离，因此降低了回踢噪声。但是，由于再生电路的速度受到偏置电流的限制，所以该电路不适用于低功耗、高速的应用。

图 3.14 所示为文献 [56] 中的比较器电路图。该电路由折叠共源共栅运算放大器（T_1-T_7）组成，其负载为电流触发锁存器（T_8-T_{10}）。当锁存信号为高时（复位周期），晶体管 T_{10} 使两个锁存输出短路。另外，T_{10} 的导通电阻 R 可以在锁存器输出端提供额外的增益 A_{reset}，从而加快再生过程，其中 $A_{reset}=(g_{m1,2}R)/(2-g_{m8,9}R)$。但是，导通电阻 R 需要遵从 $g_{m8,9}R < 2$，且应足够小，以便以时钟速率重置输出。由于所有晶体

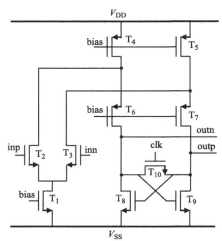

图 3.14　静态锁存比较器 [56]

管都在有源区，锁存器可以在锁存器信号变为低电平后立即开始再生。该方案的一个缺点是回踢噪声大。因为锁存器全摆幅输出，所以折叠节点（T_4 和 T_5 的漏极）必须在每个时钟周期变为 V_{DD}。因此，有大量的回踢噪声通过晶体管 T_1、T_2 的栅漏电容（C_{GD1}、C_{GD2}）进入输入。为了降低回踢噪声，在输出节点处加入了钳位二极管[96]。

图 3.15 所示为文献 [91] 中的设计。当锁存信号为低（复位周期）时，放大的输入信号存储在 T_8 和 T_9 的栅极，并且 T_{12} 使 V_{outp} 和 V_{outn} 短路。当锁存信号变高时，交叉耦合晶体管 T_{10} 和 T_{11} 形成正反馈锁存器。除此之外，正反馈电容 C_1 和 C_2 在复位期间通过将 T_8、T_9 从输入相关电流源切换到在交叉耦合锁存器来提高再生速度。由于 C_1 和 C_2，$T_8 \sim T_{11}$ 的工作方式类似于交叉耦合的反相器，因此锁存器在

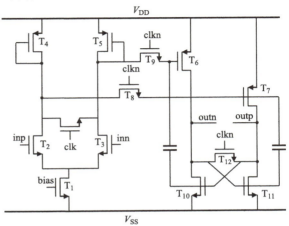

图 3.15　静态锁存比较器[91]

再生周期结束后不会产生静电功耗。但是，正反馈电容 C_1 和 C_2 存在大量的回踢噪声。添加开关（T_6、T_7 和 T_{13}）将前置放大器与锁存器隔离。由于正反馈电容（C_1、C_2）、隔离开关（T_6、T_7 和 T_{13}）和互补锁存信号，因此需要的芯片面积较大。

在没有静态功耗的单级拓扑的情况下，动态比较器具有低功耗和小面积的优点。图 3.16 所示为文献 [92] 中的一种广泛使用的基于差动感应放大器的动态比较器。工作在线性区域的晶体管 T_{1-4} 线性地调整阈值，在其上方的晶体管 T_{5-12} 形成锁存器。当锁存控制信号为低时，晶体管 T_9 和 T_{12} 导通，T_7 和 T_8 关断，这使两个差分输出等于 V_{DD}，并且在差分输出与电源之间不存在电流通路。

同时，T_{10} 和 T_{11} 关断，T_5 和 T_6 导通。这意味着 T_7 和 T_8 上的电压为 V_{DD}。当比较器锁存时，T_7 和 T_8 导通。在再生时刻之后，晶体管 T_5 和 T_6 的栅极仍然等于 V_{DD}，并且进入饱和状态，放大了它们源

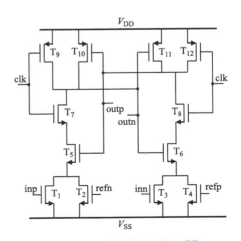

图 3.16　动态锁存比较器[92]

第 **3** 章

极之间的电压差。如果假设晶体管 T_{5-12} 完全匹配，则由 T_{1-2} 和 T_{3-4} 形成的左和右输入支路的电导的不平衡决定哪个输出到 V_{DD}，哪个到 0V。在达到静态情况（V_{clk} 为高）之后，两个支路都被切断，直到将 V_{clk} 切换到 0V 再次复位比较器之前，输出一直保持它们原来的值。晶体管 T_{1-4} 连接到输入和参考电压，工作在线性区，作用类似于压控电阻器。工作在线性区的晶体管 T_{1-4} 的跨导与源漏电压 V_{DS1-4} 成正比，而对于晶体管 T_{5-6}，跨导与 $V_{GS5,6}-V_T$ 成正比。在锁存过程开始时，$V_{DS1-4} \approx 0$，而 $V_{GS5,6}-V_T \approx V_{DD}$。因此，$g_{m5,6} >> g_{m1-4}$，这使得在锁存平衡主要由 T_5 和 T_6 的匹配影响。由于首选小尺寸晶体管，因此很容易产生几百毫伏的偏移电压。晶体管 T_{7-12} 的失配被 T_5 和 T_6 的增益衰减，这使得晶体管 T_{7-12} 的失配不那么关键。为了解决失配问题，关键晶体管的布局必须尽可能对称。除了失配外，锁存器对负载电容的不对称也非常敏感。这可以通过在比较器内核输出之后添加额外的锁存器或反相器作为缓冲级来避免。

电阻分频器动态比较器有一个显著优点：回踢噪声低。这是因为输入晶体管 T_{1-4} 的漏极处的电压变化非常小。另一方面，因为线性区的晶体管的增益小，电路的速度和增益相关性差。

图 3.17 所示为文献 [93] 中的一种全差分动态比较器，该比较器是基于两个交叉耦合的差分对及开关电流源负载的 CMOS 锁存器。比较器的转折点可以通过在源极耦合对之间引入不平衡来设置。由于动态电流源与锁存器直接连接在差分对和电源电压之间，因此比较器没有直流功耗。当比较器不工作时，锁存信号为低，这意味着电流源晶体管 T_5 和 T_6 被关断，并且与电源之间不存在电流通路。同时，将 PMOS 开关晶体管 T_9 和 T_{12} 连接到 V_{DD} 来复位输出。锁存器的 NMOS T_7 和 T_8 导通并且强制所有输入晶体管 T_{1-4} 到的漏极电

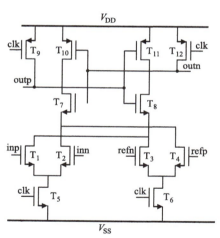

图 3.17 动态锁存比较器 [93]

压等于 V_{DD}，而 T_5 和 T_6 的漏极电压取决于比较器输入电压。当时钟信号上升到 V_{DD} 时，输出从电源断开，开关电流源 T_5 和 T_6 接通，T_{1-4} 将 V_{inp} —V_{inn} 与 V_{refp} —V_{refn} 分别进行比较。由于锁存器 T_{7-8} 是导通的，因此电路再生地放大输入对的漏极的电压差。比较器的阈值电压由差分对中和交叉耦合支路之间的电流分配确定。

比较器的阈值电平可以使用差分对的大信号电流方程来推导。在该电路中，晶体管 T_{7-12} 的失配并不是主要影响因素，因为输入信号在被 T_{7-12} 锁存之前被 T_{1-4} 放大。交叉耦合差分对的漏极是高阻抗节点，并且阈值电压确定的晶体管 T_{1-4} 的跨导

很大。差分动态比较器的一个缺点是其回踢噪声高：输入晶体管漏极节点中的大瞬变通过寄生栅漏电容耦合到输入节点。然而，通过将 dummy 晶体管从差分输入交叉耦合到漏极节点 [97] 可以降低回踢噪声。因为内置了动态放大，所以差分对拓扑具有高速度和高分辨率的优点。

图 3.18 所示为文献 [94] 中给出的动态锁存器电路示意图。动态锁存电路由预充电晶体管 T_{12} 和 T_{13}、交叉耦合反相器 T_{6-9}、差动对 T_{10-11} 以及防止复位期间静态电流流动的开关 T_{14} 组成。当锁存信号为低时（复位周期），T_{10-11} 的漏极电压是 $V_{DD}-V_T$，它们的源极电压比锁存输入共模电压低 V_T。因此，一旦锁存信号变高，NMOS $T_{7,9-11}$ 立即进入有源区。由于每个交叉耦合反相器中的每个晶体管都关断，所以一旦锁存器输出完全稳定，锁存器就不会有静态功耗。

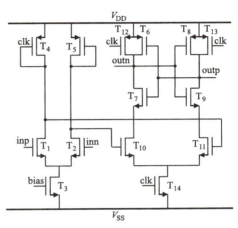

图 3.18　动态锁存比较器 [94]

3.4　电压域 SAR A/D 转换

采用多通道、全差分设计的神经接口可以在多个位置进行空间神经记录和刺激 [98-100]。噪声、面积、带宽、供电 [101]（需要从外部提供给植入体）、散热 [102]（适当发热不至于导致组织坏死）以及记录系统的可扩展性和可升级性等约束了通道数量。

典型的神经记录系统结构框图如图 3.19 所示。为避免使用集成了大电容 DAC 的 SAR ADC，降低放大器驱动能力、功耗、噪声和串扰的要求，图 3.20 所示的图形采用替代结构，在每个记录通道中插入可编程增益放大器（Programmable Gain Amplifier，PGA）和 ADC。可编程增益模 / 数转换器（PG ADC）可同时实现信号采集、放大和数据转换功能。

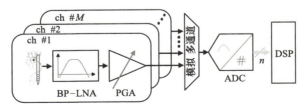

图 3.19　多通道神经接口：将单个 ADC 多通道复用

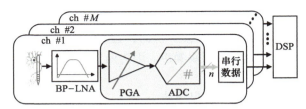

图 3.20　多通道神经接口：使用串行接口，每个通道中都有 ADC

图 3.21[103] 所示的结构包括全差分跨导运算放大器（Operational Transconductance Amplifier，OTA）、比较器和采集放大电路（由时钟相位 φ_{s1}、φ_{s2} 和 φ_{s3} 控制），以及输出数据转换电路（由时钟相位 φ_1 和 φ_2 控制）。为了抑制直流极化，所记录的信号采用电容的方式耦合到放大器的输入端。被采样的差分输入信号按照电容的比例放大（增益 G^A 可通过可编程电容阵列 C_3 来调节，$G^A=C_3/C_4$），放大后的信号被传输到 OTA 反馈环路中的积分电容 C_4 上。在数据转换过程中，通过逐渐增加或减小二进制参考电压的方式，存储在 C_4 中的差分信号被转换到数字域。四个交叉耦合开关实现（由信号 φ_{2p} 和 φ_{2n} 控制）了电压相加或相减的操作。输出的数字信号存储在 SAR 中以供进一步处理。

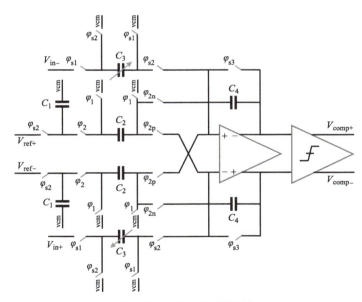

图 3.21　PG ADC 原理图

离散时间模拟信号处理电路在时钟控制下周期性地对模拟信号进行采样，实现对模拟信号的连续获取和处理。由于采样电路不能区分噪声和信号，因此采样值包含采样时的噪声。当采样值作为电荷存储在电容上时，总积分热噪声的均方根电压值是 kT/C_4，其中 kT 是热能。该噪声通常有两个主要来源——第一是开关的沟道噪声（沟道噪声是沟道电阻的函数），第二是 OTA 噪声。

OTA 输出噪声主要来自输入晶体管的沟道噪声，包括热噪声和 $1/f$ 噪声。为了获得较大的跨导 g_{m}，OTA 的输入晶体管工作在饱和区，此时碰撞电离和热载流子效应将增加其热噪声[104]。同样，精细的光刻和最小栅长变短，导致了栅电容减小，$1/f$ 噪声也会增加。因此，此类电路中的固有噪声源应该同时包括开关热噪声和所有放大器噪声。对于给定的速度和信号摆幅，噪声电压每降低 2 倍，采样电容值和 OTA 大小需要增加 4 倍。图 3.22 和图 3.23 表示，对于给定的速度和电源电压，PG ADC 电路每增加一位，功率就增加 4 倍。对于较小的采样电容，SNR 主要受热噪声影响；对于较大的采样电容，SNR 主要受量化噪声影响，其曲线变得平缓。在不改变 OTA 的拓扑结构的情况下，合理分配偏置电流可提高功率效率，降低供电电压。利用神经元尖峰信号的不规则性和低频性，使用电流复用[105, 106]、分时复用[4, 106]和模拟前端自适应脉宽循环[107, 108]等技术，可提高电源效率。

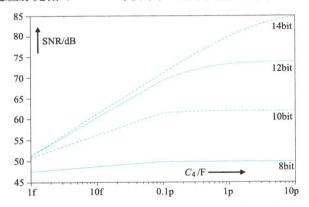

图 3.22 不同采样电容值和分辨率下可达到的最大信噪比

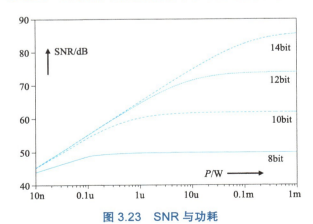

图 3.23 SNR 与功耗

过高带宽的 OTA 会导致噪声增加，同时要求开关导通电阻极低，因此采用的晶体管尺寸较大。因为 C_L 随 C_4 和寄生电容 C_p 成比例变化，因此无论电路尺寸（或 I_D）如何，最优时间常数都保持不变。保持电容大小的选择一方面要考虑噪声要求，另一方面需要考虑速度和功耗。

采样操作在系统中引入了 kT/C 噪声，该噪声只有通过增加保持电容 C_4 的值才能降低。但另一方面，大电容会增加运算放大器的负载，从而降低给定功率下的速度。对于给定的速度和最小功耗，OTA 尺寸及其偏置电流可用如图 3.24 所示的 τ–C_4 曲线来确定。值得注意的是，对于低频运算（τ/τ_t 较大），建立时间和噪声一定时，实现最小功耗的 C_{OTA} 和最小时间常数点一般情况下不对应，因为如果将电路的 C_4/C_{OTA} 比设定在最小时间常数点，C_{OTA} 会更大，同时功率和带宽都会增加。然而，在给定工艺的速度极限值附近（τ/τ_t 较小），最小功率点和最小时间常数点之间的功率差变小，这是由于严格的建立时间要求使 C_4/C_{OTA} 比值（如图 3.25 所示）处于其最优值，以实现最大带宽。

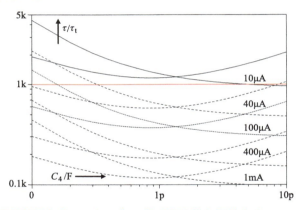

图 3.24　在不同的偏置条件下，闭环归一化时间参数与保持电容 C_H；$C_4=3C_L$，$C_L=C_{Po}$。时间常数被器件的 $\tau_t(=1/f_{t,intrinsic})$ 归一化，大约等于 C_G/g_m

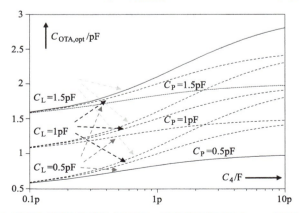

图 3.25　在不同负载和寄生情况下，优化栅极电容 $C_{OTA,opt}$ 和 C_4 的比值

为了保证电荷守恒，PG ADC 电路中的 OTA 需要使用纯容性阻抗。因此，OTA 的输入必须采用共源极或源极跟随器。

OTA 输出端的负载通常是纯容性的，因此，OTA 输出阻抗很高。驱动纯电容式负载的好处是不需要输出电压缓冲器。折叠式共源共栅 OTA 如图 3.26 所示。OTA 的输入级有两个共源极连接的晶体管 T_{10} 和 T_{11}，它们栅极相连到参考共模电压上，漏极接地[88]。这种方案的优点是输出端的共模范围不受稳压电路的限制，并且可近似实现轨对轨。输出级的晶体管需要满足两个条件：第一是级联的晶体管 $T_{5,6}$ 的增益 g_m 必须足够高，以提高共源共栅的输出电阻，保证足够高的 DC 增益；第二是有源负载 $T_{3,4}$ 和 $T_{7,8}$ 的饱和压降必须足够大，以降低输出级的额外噪声。以上两个条件即最大饱和压降（满足电压裕度要求）和噪声之间的折中，一个比较好的方法是令级联晶体管的尺寸大于有源负载的尺寸，这样可以最大化级联晶体管的 g_m，提高直流增益，降低级联晶体管的饱和压降，从而在电压裕度允许范围内增加有源负载的饱和压降。

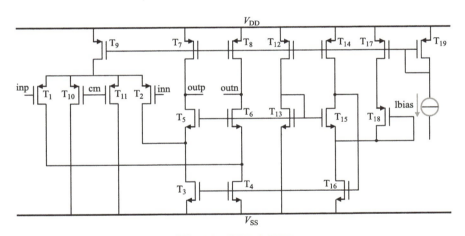

图 3.26　OTA 电路图

增加 C_L 可最大化输出信噪比，但同时导致了带宽的减小。增加 g_m、电流或器件的宽长比可降低 OTA 输入对管的输入参考噪声。然而，增加器件宽长比的同时会引入过剩噪声因子，抵消了对输入参考噪声的降低效果。第一级中电流源（或电流镜）的噪声电压先和电流源（或电流镜）本身的 g_m 相乘，再除以输入晶体管的 g_m，即可换算成 OTA 的输入参考噪声。由此可见，增加输入对管的 g_m、降低电流源（或电流镜）的 g_m 都可降低噪声。由于电流通常受到其他条件约束，因此唯一可行的方法是减小器件的宽长比，这虽然会导致栅极过驱动电压增加，但同时也降低了 γ。在相同宽长比下，增加 L 虽然会导致寄生电容增加，但是可以避免短沟道效应。

图 3.27 所示的动态锁存电路由预充电晶体管 T_{14} 和 T_{17}、交叉耦合反相器 T_{12-13} 和 T_{15-16}、差分对 T_{10} 和 T_{11} 以及开关 T_9（避免复位期间的静态电流）组成[94]。比较器中大部分电流分配给输入支路以提高输入级 g_m。同样，为降低其噪声，因此给非增益元件（例如负载晶体管）分配较小的偏置电流。此外，它们的栅极 W 小而 L 大。

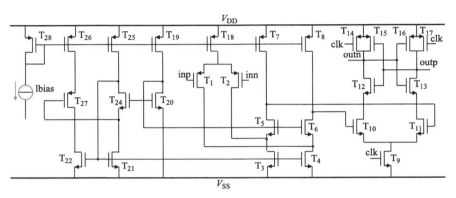

图 3.27　比较器电路

级联多输入 n 位移位寄存器（如图 3.28 所示）组成了同步 SAR 逻辑，该转换器利用该 SAR 逻辑为 DAC 生成数字输出编码和开关控制信号。首先，逐次逼近算法处理 MSB，其他位保持零，随后依次处理其余位。每一位都会评估其他位是否应该被处理，是保持其值或者是取比较器的值[109]，该结果由寄存器本身状态及下面的寄存器状态决定。因此，该转换器开关活动性不高，漏电功耗占总功耗的比重较大。为减小漏电流，可采用增加沟道长度、减小晶体管宽度和用堆叠对管代替栅极晶体管等技术。

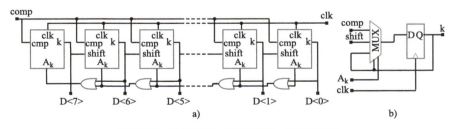

图 3.28　a) 多输入 SAR 逻辑　b) 寄存器

3.5　电流域 SAR A/D 转换

电流模式转换器具有能量效率高、面积小的优点[111-114]。与电压型电荷再分配

SAR ADC 相比，电流型电路具有输入阻抗可调、带宽大、电源电压要求低等固有优点。除此之外，电流域 ADC 仅采用 MOSFET 器件实现逻辑和数字运算，因此面积很小。电流域 SAR ADC 的基本原理为，输入电流经过电流 S/H 电路处理后，和二进制 DAC 产生的参考电流比较，随后输出数字编码，按顺序对每一位比较，转换操作使用 n 个周期（即二分查找）。电流比较只需要向单个节点注入两个电流，流出该节点的电流即两个输入电流的代数差。大多数电流源输出阻抗都很高，因此输出电流产生的节点电压即两个电流的比较结果。电流比较器在每个周期都给 SAR 逻辑反馈，调整电流模式 DAC 产生的参考电流，使其更接近输入电流。DAC 的输入动态范围由偏置电流控制，因此，DAC 的功耗与所处理信号的电压幅度成正比，对于低能量神经信号处理十分有利。

　　S/H 电路在采样时刻获取输入信号，随后保持其值，基于电流二分查找算法的 SAR 环路对该信号进一步处理。S/H 电路原理图如图 3.29 所示，该电路是（伪）差分的，图中只展示了单端版本。传输门 T_{4-5} 和保持电容 C_H 形成的模拟开关实现采样保持操作。在采样模式下，开关 T_{4-5} 导通，电流镜电路中晶体管 T_1 和 T_2 的栅极相连。如果两个晶体管的漏极电压完全相同，就会精确镜像电流。然而，由于晶体管 T_1 和 T_2 形成的基本电流镜的精度是有限的，因此产生会电流转换误差 I_Δ，该误差和电流信号有关。为避免此情况发生，在输入端（由晶体管 T_3 和电流源 I_{b1} 组成）和输出端（由晶体管 T_6 和电流源 I_{b2} 组成）各增加一个运算放大器，可稳定电流镜电路的输入和输出端电压相等。

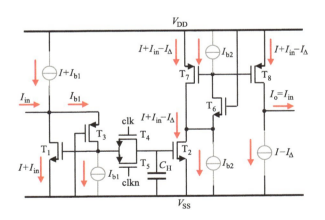

图 3.29　电流模式 S/H 电路原理图

　　图 3.30 为级联反相器构成的电流比较器，采样保持电路的输出电流 $I_{S/H}$ 和 DAC 产生的输出电流 I_{DAC} 相减，电流差通过该比较器中第一级反相器 T_{1-4} 的输入栅极电容积分。该电路中的第一级反相器是积分电流 - 电压转换器，第二级反相器

T_{5-6} 将第一级反相器输出电压的符号改变为和输入电流相同的符号。该电流 - 电压比较器的特点是没有直流偏置，同时级联的反相器的结构简单、小巧且有效。

图 3.31 所示为电流型 DAC 电路，包括电流复制网络和电流开关网络。电流复制网络中的加权电流由共源共栅电流镜（T_{23-41}）产生，电流开关网络中差分对（T_{1-20}）由二进制位控制。级联电流源采用相同的偏置电压，并根据位的权重确定输出电流。每个加权电流源（或共源共栅）由并联的 LSB 单元器件组成。将加权后的器件以单元划分，根据共同质心确定单位器件的位置，以减小匹配误差梯度的影响。这种简单紧凑的方法可实现非常高的转换率，并且仅受到位数据波形陡度、电流开关最大开关速度和工艺的限制。

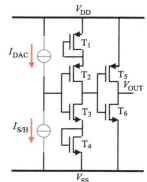

图 3.30　电流模式反相器级联比较器电路原理图

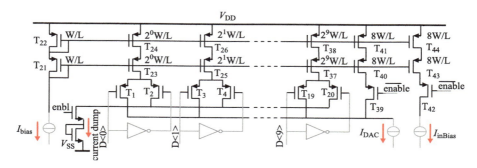

图 3.31　电流模式 DAC

在纳安级别的偏置电压下，电流模式 DAC 的线性度受到失配的影响，从而限制了 ADC 的最大分辨率[116]，文献 [111] 中的校准方式实现了 10bit 的分辨率。

3.6　时域两级 A/D 转换

基于异步 ADC[117]、斜率积分 ADC[118] 或脉冲位置调制 [119] 的时域 ADC 具有能量效率高、面积小的优点。在时域转换中，两个上升沿之间的时间差作为时间变量，代替了传统的电压和电流变量，同时，逻辑电路代替了大尺寸、高功耗的模拟模块。在深亚微米 CMOS 器件中，即使在电源电压降低的情况下，由于栅极延迟的减小，时间分辨率也会比较高[120]。

该设计中，基于比较器的开关电容电路 [121] 和连续时间比较器将电压信号转换为时域信号。为了提高能量效率，两级时间 - 数字转换器（TDC）将时域信息转码成数字编码，并利用折叠游标型转换器对得到的残差进行精细量化。用 90nm CMOS 工艺实现该电路，结果表明，对于大规模的神经元尖峰数据，该电路在品质因数为 6.2fJ/ 转换步长时，功耗小于 2.7μW，具有大通量、高资源利用率、低功耗的特点，且该 ADC 结构简单紧凑，模拟复杂度小。

　　该结构的基本原理如图 3.32 所示，包含一个线性电压 - 时间转换器（VTC）和一个两级 TDC。该结构可重构输入增益（通过改变可编程电容 C_2）、分辨率（通过控制执行的迭代次数）和采样频率（通过改变输入时钟的频率）。在一定配置下，偏置电流在转换操作期间也可以被动态控制，以适应参考电压。基于比较器的开关电容增益级 [121] 避免使用高增益、高速度运算放大器，同时，该电路不需要稳定的高增益，不需要高速反馈环路，不需要降低复杂度，也不需要对相关稳定性与带宽 / 功耗之间进行权衡。VTC 将采样的输入电压转换为脉冲，该脉冲宽度与输入电压成线性比例。

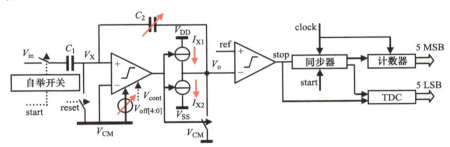

图 3.32　两步 TDC 电路模块图（为更清晰仅展示单端）

　　在电荷转移阶段，电流源 I_{X1} 导通，给 C_1 和 C_2 组成的电容网络充电，并使输出电压 V_o 产生恒定电压斜坡，同时通过电容分压使虚地电压 V_X 斜坡上升，如图 3.33a 所示。当比较器检测到虚地条件（$V_X=V_{CM}$）后，电压停止上升，随后电流源关闭。当采样电容的电压达到比较器阈值时，比较器输出变高。如图 3.33b 所示，TDC 测量从斜坡开始点到斜坡与输入信号交叉点的时间间隔 t_m，即开始信号上升沿和比较器产生停止信号之间的时间间隔。该时间间隔由 TDC 测量，并生成相应的数字输出。TDC 最简单的实现方式是数字计数器，但它需要（非常）高的计数频率来实现高分辨率转换。延迟线电路虽然能量效率高，但为衡量待测时间，需要很多级延迟线串联，明显降低了 INL 和有效分辨率 [122]。TDC 包含两个量化器，第一个是低频、低功耗计数器作为粗略量化器，第二个是折叠式游标型延迟线 TDC 作为精细量化器，可同时实现高动态范围和高能量效率。经过精细和粗略 TDC 输出优选过的后处理数据如图 3.33c 所示，该数据是输入电压的函数。精细折叠游标型 TDC 的最大值和粗略时间 - 数字转换器的半周期匹配，最小值和其一个半周期匹配，该值以精细 TDC 的单位步长来度量。

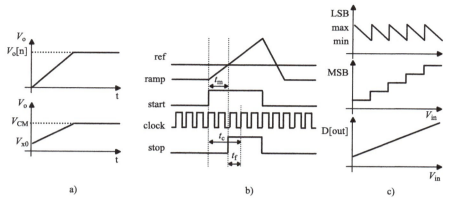

图 3.33　a）以比较器为基础的开关电容充电转换相输入电压斜率到最终值
b）ADC 时间信号　c）所提出的 ADC 输入输出电压比值

图 3.34 所示为具有数字可编程偏置调节[123] 的全差分比较器电路。晶体管 T_{5-8} 通过迭代实例表示法来确定并联放置的 5 个晶体管尺寸。这些器件的宽度使用二进制加权，以实现可编程的电流增益，从而实现用于偏置补偿的偏置可编程前置放大器。连续时间比较器位于 VTC 的输出端，由一个差分放大器和一个共源级电路组成，如图 3.35 所示。输入晶体管工作在亚阈值区，可以降低功耗，并且提供更大的输入共模范围，增加斜坡动态范围。

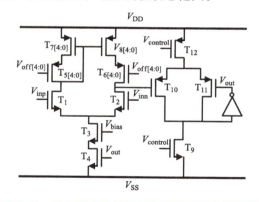

图 3.34　具有数字可编程偏置调整的差分比较器　　　图 3.35　连续时间比较器

粗略电流源（参见图 3.32）是共源共栅结构 PMOS，由级联晶体管栅极的开关控制。精细电流源是带有串联开关的单个 NMOS 器件。

使用计数器的粗略时间量化器记录参考时钟周期的数量。两级 TDC 的精细分辨率量化对应于折叠游标型延迟 TDC。该电路通过计算停止信号和停止信号后下一个参考时钟上升沿之间的时钟数量，来执行时间 - 数字的转换。转换操作仅存在于测量间隙。同步器模块由三个串联触发器组成，确保粗细时间测量的精确对准。

叠游标型延迟 TDC 可以很容易地扩展到不同的时间分辨率以及更高的位数，且不增加额外面积。该结构实现了游标型延迟元件（即基本反相器延迟）的最小时间分辨率，并且采用折叠结构，节省了面积。与常规游标型结构所需的 32 单元延迟线不同，折叠结构的特点是，可以重复使用相同的游标延迟级测量延迟。除此之外，动态控制可以依次降低每次转换所需的功耗。

折叠 TDC 结构如图 3.36 所示。冻结游标型延迟线结构的简化总图如图 3.37 所示。在该设计中，每个周期仅生成 4 个温度编码，因此，在最坏的情况下，测量需要重复 8 次，这相当于只有 4 个游标型延迟元件的 32 位温度编码。利用热敏时钟发生器将 4 位温度编码转换成 4 个脉冲，并在 TDC 的输出端用 5 位计数器计时。对于每个在冻结游标型延迟线上产生的温度编码，脉冲发生器生产对应的脉冲。两个脉冲之间的距离由电流饥饿型反相器控制。对于上升沿输入，电路产生一个脉冲，该脉冲宽度由与非门、反相器和缓冲器决定。enable 信号由 vt4 和 vp4 产生，决定 start/stop 信号或 v1_start/v1_stop 是否继续进入下一个周期。

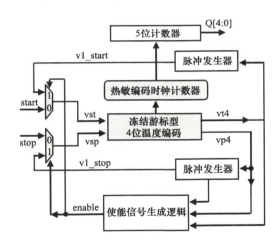

图 3.36　折叠游标尺型 TDC 模块图

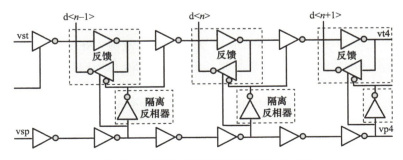

图 3.37　简化冻结游标尺延迟线结构总图

在第一个转换周期中，如果 enable = 0，测量 vstart/vstop，反之则测量 v1_start/v1_stop。当 vstart/v1_start 的上升沿越过 vstop/v1_stop 的上升沿时，enable 信号从 1 变到 0。这种特性动态地控制何时停止转换，因此，电源/转换基于输入进行优化。TDC 还通过 ready 信号（enable 信号的反相）给系统提供反馈，表明已准备好进行下一次转换。冻结游标型结构生成[124]生成，4 位温度编码。在传统的游标型结构中，时间捕获元件或者早迟检测器（early-late detectors），例如，D 寄存器或仲裁器给电路引入较大的负载。在冻结游标型 TDC 中，将起始线的节点电压定格在线性游标尺延迟线上，以此获取时间，提高了能量效率并减小了面积。冻结游标型转换器仅由反相器和电流使能反相器组成。除此之外，由于该电路在 stop 和 start 信号的下降沿复位，因此它不需要任何复位信号。偏置电流控制了冻结游标型延迟元件中反相器的延迟，从而控制了 TDC 的分辨率。

3.7　实验结果

使用工业标准的 TSMC 90nm（电压域和时域 ADC）和 65nm（电流域 ADC）CMOS 工艺，在 Cadence Virtuoso 上，温度 37℃，进行晶体管级的设计仿真。电压型 PG ADC 仿真在电源电压 1V 下进行，PG ADC 的频谱特征如图 3.38 所示。

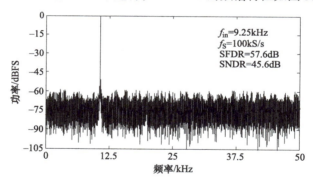

图 3.38　可编程电压域 SAR ADC 频谱图

该电路通过对输入电容 C_3 进行数字缩放得到 0~18dB 的可编程放大。如图 3.39 所示，信噪谐波失真比（SNDR）、无寄生动态范围（SFDR）和总谐波失真（THD）在不同的增益条件下保持不变。在 10~100kS/s 范围内，对于 10kHz 的 f_{in}，THD 大于 54dB（如图 3.40 所示）。在 10kHz 的带宽内，SNDR 大于 44dB，SFDR 大于 57dB。随着输入信号的增加电路性能下降，主要由是寄生电容、时钟非理想性和衬底开关噪声导致。寄生电容导致反馈系数降低、建立时间增加。时钟抖动、周期时间不重叠、上升和下降时间有限、占空比不对称等时钟的非理想因素也造成了性能的下降。后三个非理想因素减少了预留给建立时间的时间。该 PG ADC 的面积为 0.028mm²，在 100kS/s 采样率下功耗为 1.1μW。表 3.1 总结了该 ADC 的性能，其中，品质因数计算公式为 FoM=$P/(2f_{in} \times 2^{ENOB})$[J/ 单位转换步长][125]。

表 3.1　性能总结

ADC	电压域	电流域	时域	
工艺	0.09	0.065	0.09	
分辨率	8	10	10	
V_{DD}/V	1	1	1	
f_s/（kS/s）	100	40	640	40
有效位数 /（ENOB）	7.2	9.3	9.4	9.5
品质因数 /（fJ/ 单位转换步长）	75[①]	14	6.2	21
功耗 /μW	1.1	0.37	2.7	1.6
面积 /mm²	0.028	0.012	0.022	

① PGA+ADC。

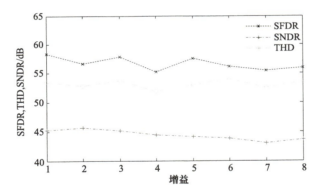

图 3.39　SFDR, SNDR 和 THD 与增益的关系

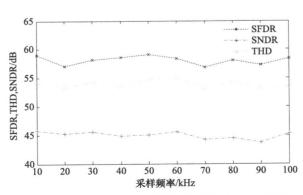

图 3.40　SFDR，SNDR 和 THD 与采样频率的关系，f_{in}=10kHz，增益为 1

电流域 ADC 中的模拟模块工作在 1V 的电源电压下，数字模块在接近阈值的区域，工作在 400mV 的电源电压下。神经接口的频谱特征如图 3.41 所示。SNDR、SFDR 和 THD 在不同的输入和采样频率下保持恒定，如图 3.42 和图 3.43 所示。在 ss、ff 工艺角下变化为 ±0.2ENOB，DNL/INL 的变化分别为 0.2/0.3LSB。电流域 SAR ADC 的功耗为 367nW（其中 S/H 电路 117nW，比较器 37nW，DAC 149nW，逻辑模块 64nW）。电流域 SAR ADC 的详细说明见表 3.1。

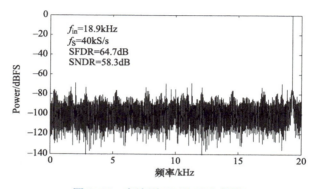

图 3.41　电流型 SAR ADC 频谱

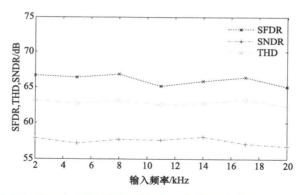

图 3.42　SFDR，SNDR 和 THD 与输入频率的关系，f_s=20kHz

时域 ADC 的频谱特性如图 3.44 所示。该电路通过对 VTC 的数字缩放，实现了 0~18dB 的可编程放大。SNDR、SFDR 和 THD 与采样频率、输入频率的关系分别在图 3.45 和图 3.46 中表示。在最大为 20kHz 的神经活动带宽内，在 40~640kS/s 范围内，THD 大于 63dB，SNDR 大于 58dB，SFDR 大于 64dB。仿真结果表明，最大 DNL 为 0.6LSB，最大 INL 为 0.8LSB，在 ss 和 ff 工艺角下变化为 ±0.35 ENOB。VTC 大于 9bit，在 0.5V 输入范围内呈线性。

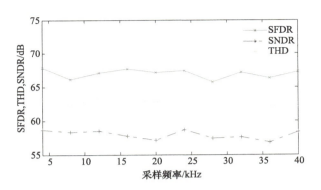

图 3.43　SFDR，SNDR 和 THD 与采样频率的关系，f_{in}=1kHz

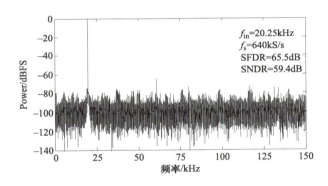

图 3.44　时域 ADC 频谱图

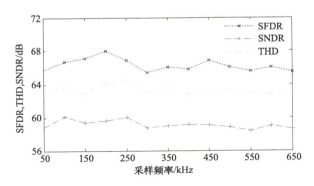

图 3.45　SFDR，SNDR 和 THD 与采样频率的关系，f_{in}=20kHz，增益为 18

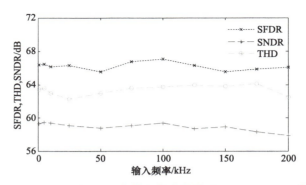

图 3.46　SFDR，SNDR 和 THD 与输入频率的关系，f_S=640kHz，增益为 18dB

结果显示，整个输入范围内的斜坡速率变化在 10% 以内，导致整个输出范围内有 400μV 的非线性电压变化。参考时钟频率为 80MHz，在 400ns TDC 输入时间信号范围内，计数器实现了 5bit 分辨率。斜坡重复频率，即 ADC 的采样频率为 640kHz。在整个神经尖峰信号输入带宽范围内，ENOB 仿真结果为 9.4bit。ADC 在采样率为 640kS/s 时，功耗为 2.7μW，在采样率为 40kS/s 时，功耗为 1.6μW。折叠式游标型 TDC 总面积为 10.5μm²，平均分辨率为 10.05ps，电源电压为 0.4V，在 640kS/s 采样率下功耗为 0.6μW。前文表 3.1 总结了其性能，表 3.2 为该 ADC 与现有技术的比较。

表 3.2　与现有技术的比较

	[100]	[106]	[126]	[117]	[119]	[111][1]	[127][1]	[128]	[129][1]	[130][1]
工艺	0.18	0.18	0.18	0.12	0.09	0.18	0.09	0.18	0.35	0.09
类型	SAR	SAR	SAR	时间	时间	电流	SAR	ΣΔ	SAR	SAR
V_{DD}/V	0.45	1	1.8	1.2	1	1.2	1	1.8	3.3	0.5
f_S/（kS/s）	200	245	120	1000	1000	16	1000	50	16	1280
有效位数（ENOB）	8.3	8.3	9.2	10	7.9	8	9.34	10.2	8.9	9.95
品质因数 /（fJ/单位转换步长）	21	109	382	175	188	132	2.87	0.22	93	2.36
功耗 /μW	1.35	8.4	27	180	14	0.45	1.79	13	3.06	3
面积 /mm²	未知	未知	未知	0.105	0.06	0.078[2]	未知	0.038	未知	0.048[2]

① 仿真数据。
② 估计值。

3.8　结论

神经生物组织中的神经元密度极高，因此需要大量的电极来精准记录和测量神经活动。为了开发能够与单个神经元和神经元网络相容的神经假体，需要根据记录位点的解剖学和形态学特性，定制多通道神经探针和电极。然而，随着多电极阵列中功能模块密度不断增加，体积不断减小，在电路面积、带宽、功率以及记录系统的可扩展性、可编程性和升级性等方面提出了重大挑战。在本章介绍了电压、电流和时域 ADC，对噪声、速度和功耗之间进行折中考虑，并在电路结构上表征了噪声波动。本章提供了解决 SNR、响应时间和线性度等问题的关键思路。所提出的电压域 SAR ADC 结合了可编程增益级和 ADC，面积为 $0.028mm^2$，在 100kS/s 的采样率下功耗为 $1.1\mu W$。电流域 SAR ADC 的功耗正比于输入电流，因此适用于低能量信号的转换，在 40kS/s 采样频率下的品质因数为 14fJ/ 单位转换步长，THD 为 63.4dB，该电路在 65nm CMOS 工艺下，功耗仅为 $0.37\mu W$，面积为 $0.012mm^2$。时域 ADC 在 640kS/s 采样频率下功耗小于 $2.7\mu W$，该电路采用 90nm CMOS 工艺实现，是目前已知 FoM（6.2J/ 单位转换步长）最好的电路之一，面积仅约 $0.022mm^2$。

参考文献

1. M.A.L. Nicolelis, Actions from thoughts. Nature **409**, 403–407 (2001)
2. U. Frey et al., An 11 k-electrode 126-channel high-density micro-electrode array to interact with electrogenic cells, in *IEEE International Solid-State Circuits Conference Digest of Technical Papers*, pp. 158–159, 2007
3. A.P. Georgopoulos, A.B. Schwartz, R.E. Kettner, Neuronal population coding of movement direction. Science **233**(4771), 1416–1419 (1986)
4. C. Chae et al., A 128-channel 6 mw wireless neural recording IC with spike feature extraction and UWB transmitter. IEEE Trans. Neural Syst. Rehabil. Eng. **17**(4), 312–321 (2009)
5. M. Yin, M. Ghovanloo, A low-noise preamplifier with adjustable gain and bandwidth for bio potential recording applications, in *IEEE International Symposium on Circuits and Systems*, pp. 321–324, 2007
6. J. Lin, B. Haroun, An Embedded 0.8 V/480 μW 6b/22 MHz flash ADC in 0.13 μm digital CMOS process using nonlinear double-interpolation technique, in *IEEE International Solid-State Circuits Conference Digest of Technical Papers*, pp. 244–246, 2002
7. K. Uyttenhove, M. Steyaert, A 1.8–V, 6-bit, 1.3–GHz CMOS flash ADC in 0.25 μm CMOS, in *Proceedings of IEEE European Solid-State Circuits Conference*, pp. 455–458, 2002
8. X. Jiang, Z. Wang, M.F. Chang, A 2 GS/s 6 b ADC in 0.18-μm CMOS, in *IEEE International Solid-State Circuits Conference Digest of Technical Papers*, pp. 322–323, 2003
9. C. Sandner, M. Clara, A. Santner, T. Hartig, F. Kuttner, A 6bit, 1.2GSps low-power flash-ADC in 0.13 μm digital CMOS, in *Proceedings of IEEE European Solid-State Circuits Conference*, pp. 339–342, 2004
10. C.-C. Huang, J.-T. Wu, A background comparator calibration technique for flash analog-to-digital converters. IEEE Trans. Circuits Syst I **52**(9), 1732–1740 (2005)
11. O. Viitala, S. Lindfors, K. Halonen, A 5-bit 1-GS/s flash-ADC in 0.13-μm CMOS using active interpolation, in *Proceedings of IEEE European Solid-State Circuits Conference*, pp. 412–415, 2006
12. S. Park, Y. Palaskas, M.P. Flynn, A 4-GS/s 4-bit flash ADC in 0.18-μm CMOS. IEEE J. Solid-State Circuits **42**(9), 1865–1872 (2007)
13. J.-I. Kim et al., A 6-b 4.1-GS/s flash ADC with time-domain latch interpolation in 90-nm CMOS. IEEE J. Solid-State Circuits **48**(6), 11429–11441 (2013)
14. A. Varzaghani et al., A 10.3-GS/s, 6-bit flash ADC for 10G ethernet applications. IEEE J. Solid-State Circuits **48**(12), 3038–3048 (2013)

15. J.-I. Kim et al., A 65 nm CMOS 7b 2GS/s 20.7 mW flash ADC with cascaded latch interpolation. IEEE J. Solid-State Circuits **50**(10), 2319–2330 (2015)

16. C. Moreland, F. Murden, M. Elliott, J. Young, M. Hensley, R. Stop, A 14-bit 100-MSample/s subranging ADC. IEEE J. Solid-State Circuits **35**(7), 1791–1798 (2000)

17. P. Hui, M. Segami, M. Choi, C. Ling, A.A. Abidi, A 3.3-V 12-b 50-MS/s A/D converter in 0.6-μm CMOS with over 80-dB SFDR. IEEE J. Solid-State Circuits **35**(12), 1769–1780 (2000)

18. M.-J. Choe, B.-S. Song, K. Bacrania, A 13-b 40-MSamples/s CMOS pipelined folding ADC with background offset trimming. IEEE J. Solid-State Circuits **35**(6), 1781–1790 (2000)

19. H. van der Ploeg, G. Hoogzaad, H.A.H. Termeer, M. Vertregt, R.L.J. Roovers, A 2.5-V 12-b 54-Msample/s 0.25-μm CMOS ADC in 1-mm^2 with mixed-signal chopping and calibration. IEEE J. Solid-State Circuits **36**(12), 1859–1867 (2001)

20. M. Clara, A. Wiesbauer, F. Kuttner, A 1.8 V fully embedded 10 b 160 MS/s two-step ADC in 0.18 μm CMOS, in *Proceedings of IEEE Custom Integrated Circuit Conference*, pp. 437–440, 2002

21. T.-C. Lin, J.-C. Wu, A two-step A/D converter in digital CMOS processes, in *Proceedings of IEEE Asia-Pacific Conference on ASIC*, pp. 177–180, 2002

22. A. Zjajo, H. van der Ploeg, M. Vertregt, A 1.8 V 100mW 12-bits 80Msample/s two-step ADC in 0.18-μm CMOS, in *Proceedings of IEEE European Solid-State Circuits Conference*, pp. 241–244, 2003

23. N. Ning, F. Long, S.-Y. Wu, Y. Liu, G.-Q. Liu, Q. Yu, M.-H. Yang, An 8-Bit 250MSPS modified two-step ADC, in *Proceedings of IEEE International Conference on Communications, Circuits and Systems*, pp. 2197–2200, 2006

24. S. Hashemi, B. Razavi, A 7.1 mW 1 GS/s ADC with 48 dB SNDR at Nyquist rate. IEEE J. Solid-State Circuits **49**(8), 1739–1750 (2014)

25. A. Wiesbauer, M. Clara, M. Harteneck, T. Potscher, C. Fleischhacker, G. Koder, C. Sandner, A fully integrated analog front-end macro for cable modem applications in 0.18-μm CMOS, in *Proceedings of IEEE European Solid-State Circuits Conference*, pp. 245–248, 2001

26. R.C. Taft, M.R. Tursi, A 100-MS/s 8-b CMOS subranging ADC with sustained parametric performance from 3.8 V down to 2.2 V. IEEE J. Solid-State Circuits **36**(3), 331–338 (2001)

27. J. Mulder, C.M. Ward, C.-H. Lin, D. Kruse, J.R. Westra, M. Lughtart, E. Arslan, R.J. van de Plassche, K. Bult, F.M.L. van der Goes, A 21-mW 8-b 125-MSample/s ADC in 0.09-mm^2 0.13-μm CMOS. IEEE J. Solid-State Circuits **39**(5), 2116–2125 (2004)

28. P.M. Figueiredo, P. Cardoso, A. Lopes, C. Fachada, N. Hamanishi, K. Tanabe, J. Vital, A 90 nm CMOS 1.2 V 6b 1GS/s two-step subranging ADC, in *IEEE International Solid-State Circuits Conference Digest of Technical Papers*, pp. 568–569, 2006

29. Y. Shimizu, S. Murayama, K. Kudoh, H. Yatsuda, A 30mW 12b 40MS/s subranging ADC with a high-gain offset-canceling positive-feedback amplifier in 90 nm digital CMOS, in *IEEE International Solid-State Circuits Conference Digest of Technical Papers*, pp. 216–217, 2006

30. J. Huber, R.J. Chandler, A.A. Abidi, A 10b 160MS/s 84mW 1 V subranging ADC in 90 nm CMOS, in *IEEE International Solid-State Circuits Conference Digest of Technical Papers*, pp. 454–455, 2007

31. C. Cheng, Y. Jiren, A 10-bit 500-MS/s 124-mW subranging folding ADC in 0.13 μm CMOS in *Proceedings of IEEE International Symposium on Circuits and Systems,* pp. 1709–1712, 2007

32. Y. Shimizu, S. Murayama, K. Kudoh, H. Yatsuda, A split-load interpolation-amplifier-array 300MS/s 8b subranging ADC in 90 nm CMOS, in *IEEE International Solid-State Circuits Conference Digest of Technical Papers*, pp. 552–553, 2008

33. K. Yoshioka et al., Dynamic architecture and frequency scaling in 0.8-1.2 GS/s 7b subranging ADC. IEEE J. Solid-State Circuits **50**(4), 932–945 (2015)

34. D.A. Mercer, A 14-b, 2.5 MSPS pipelined ADC with on-chip EPROM. IEEE J. Solid-State Circuits **31**(1), 70–76 (1996)

35. I. Opris, L. Lewicki, B. Wong, A single-ended 12-bit 20 MSample/s self-calibrating pipeline

A/D converter. IEEE J. Solid-State Circuits **33**(11), 1898–1903 (1998)

36. A.M. Abo, P.R. Gray, A 1.5-V, 10-bit, 14.3-MS/s CMOS pipeline analog-to-digital converter. IEEE J. Solid-State Circuits **34**(5), 599–606 (1999)

37. H.-S. Chen, K. Bacrania, B.-S. Song, A 14b 20MSample/s CMOS pipelined ADC, in *IEEE International Solid-State Circuits Conference Digest of Technical Papers*, pp. 46–47, 2000

38. I. Mehr, L. Singer, A 55-mW, 10-bit, 40-Msample/s Nyquist-rate CMOS ADC. IEEE J. Solid-State Circuits **35**(3), 70–76 (2000)

39. Y. Chiu, Inherently linear capacitor error-averaging techniques for pipelined A/D conversion, in *IEEE Transaction on Circuits and Systems–II,* vol. 47, pp. 229–232, 2000

40. X. Wang, P.J. Hurst, S.H. Lewis, A 12-bit 20-Msample/s pipelined analog-to-digital converter with nested digital background calibration. IEEE J. Solid-State Circuits **39**(11), 1799–1808 (2004)

41. D. Kurose, T. Ito, T. Ueno, T. Yamaji, T. Itakura, 55-mW 200-MSPS 10-bit pipeline ADCs for wireless receivers, in *Proceedings of IEEE European Solid-State Circuits Conference*, pp. 527–530, 2005

42. C.T. Peach, A. Ravi, R. Bishop, K. Soumyanath, D.J. Allstot, A 9-b 400 Msample/s pipelined analog-to-digital converter in 90 nm CMOS, in *Proceedings of IEEE European Solid-State Circuits Conference*, pp. 535–538, 2005

43. A.M.A. Ali, C. Dillon, R. Sneed, A.S. Morgan, S. Bardsley, J. Kornblum, L. Wu, A 14-bit 125 MS/s IF/RF sampling pipelined ADC with 100 dB SFDR and 50 fs Jitter. IEEE J. Solid-State Circuits **41**(8), 1846–1855 (2006)

44. M. Daito, H. Matsui, M. Ueda, K. Iizuka, A 14-bit 20-MS/s pipelined ADC with digital distortion calibration. IEEE J. Solid-State Circuits **41**(11), 2417–2423 (2006)

45. T. Ito, D. Kurose, T. Ueno, T. Yamaji, T. Itakura, 55-mW 1.2-V 12-bit 100-MSPS pipeline ADCs for wireless receivers, *Proceedings of IEEE European Solid-State Circuits Conference*, pp. 540–543, 2006

46. J. Treichler, Q. Huang, T. Burger, A 10-bit ENOB 50-MS/s pipeline ADC in 130-nm CMOS at 1.2 V supply, in *Proceedings of IEEE European Solid-State Circuits Conference*, pp. 552–555, 2006

47. I. Ahmed, D.A. Johns, An 11-bit 45MS/s pipelined ADC with rapid calibration of DAC errors in a multi-bit pipeline stage, in *Proceedings of IEEE European Solid-State Circuits Conference*, pp. 147–150, 2007

48. S.-C. Lee, Y.-D. Jeon, J.-K. Kwon, J. Kim, A 10-bit 205-MS/s 1.0-mm² 90-nm CMOS pipeline ADC for flat panel display applications. IEEE J. Solid-State Circuits **42**(12), 2688–2695 (2007)

49. J. Li, R. Leboeuf, M. Courcy, G. Manganaro, A 1.8 V 10b 210MS/s CMOS pipelined ADC featuring 86 dB SFDR without calibration, in *Proceedings of IEEE Custom Integrated Circuits Conference*, pp. 317–320, 2007

50. M. Boulemnakher, E. Andre, J. Roux, F. Paillardet, A 1.2 V 4.5mW 10b 100MS/s pipeline ADC in a 65 nm CMOS, in *IEEE International Solid-State Circuits Conference Digest of Technical Papers*, pp. 250–251, 2008

51. Y.-S. Shu, B.-S. Song, A 15-bit linear 20-MS/s pipelined ADC digitally calibrated with signal-dependent dithering. IEEE J. Solid-State Circuits **43**(2), 342–350 (2008)

52. J. Shen, P.R. Kinget, A 0.5-V 8-bit 10-Ms/s pipelined ADC in 90-nm CMOS. IEEE J. Solid-State Circuits **43**(4), 1799–1808 (2008)

53. C.-J. Tseng, Y.-C. Hsieh, C.-H. Yang, H.-S. Chen, A 10-bit 200 MS/s capacitor-sharing pipeline ADC. IEEE Trans. Circuits Syst.-I: Regul. Pap. **60**(11), 2902–2910 (2013)

54. R. Sehgal, F. van der Goes, K. Bult, A 12 b 53 mW 195 MS/s pipeline ADC with 82 dB SFDR using split-ADC calibration. IEEE J. Solid-State Circuits **50**(7), 1592–1603 (2015)

55. L. Yong, M.P. Flynn, A 100 MS/s 10.5 bit 2.46 mW comparator-less pipeline ADC using self-biased ring amplifiers. IEEE J. Solid-State Circuits **50**(10), 2331–2341 (2015)

56. S.H. Lewis, H.S. Fetterman, G.F. Gross, R. Ramachandran, T.R. Viswanathan, A 10-b 20-Msample/s analog-to-digital converter, in *IEEE Journal of Solid-State Circuits*, vol. 27, no. 3, pp. 351–358, 1992

第

3

章

57. B. Xia, A. Valdes-Garcia, E. Sanchez-Sinencio, A configurable time-interleaved pipeline ADC for multi-standard wireless receivers, in *Proceedings of IEEE European Solid-State Circuits Conference*, pp. 259–262, 2004

58. S.-C. Lee, G.-H. Kim, J.-K. Kwon, J. Kim, S.-H. Lee, Offset and dynamic gain-mismatch reduction techniques for 10b 200Ms/s parallel pipeline ADCs, in *Proceedings of IEEE European Solid-State Circuits Conference*, pp. 531–534, 2005

59. S. Limotyrakis, S.D. Kulchycki, D.K. Su, B.A. Wooley, A 150-MS/s 8-b 71-mW CMOS time-interleaved ADC. IEEE J. Solid-State Circuits **40**(5), 1057–1067 (2005)

60. C.-C. Hsu, F.-C. Huang, C.-Y. Shih, C.-C. Huang, Y.-H. Lin, C.-C. Lee, B. Razavi, An 11b 800MS/s time-interleaved ADC with digital background calibration, in *IEEE International Solid-State Circuits Conference Digest of Technical Papers*, pp. 464–465, 2007

61. Z.-M. Lee, C.-Y. Wang, J.-T. Wu, A CMOS 15-bit 125-MS/s time-interleaved ADC with digital background calibration. IEEE J. Solid-State Circuits **42**(10), 2149–2160 (2007)

62. C.-Y. Chen et al., A 12-bit 3 GS/s pipeline ADC with 0.4 mm^2 and 500 mW in 40 nm digital CMOS. IEEE J. Solid-State Circuits **47**(4), 1013–1021 (2012)

63. J. Park, H.-J. Park, J.-W. Kim, S. Seo, P. Chung, A 1 mW 10-bit 500 kSps SAR A/D converter, in *Proceedings of IEEE International Symposium on Circuits and Systems,* pp. 581–584, 2000

64. P. Confalonleri et. al., A 2.7 mW 1 MSps 10 b analog-to-digital converter with built-in reference buffer and 1 LSB accuracy programmable input ranges, in *Proceedings of IEEE European Solid-State Circuits Conference,* pp. 255–258, 2004

65. N. Verma, A.P. Chandrakasan, An ultra low energy 12-bit rate-resolution scalable SAR ADC for wireless sensor nodes. IEEE J. Solid-State Circuits **42**(6), 1196–1205 (2007)

66. C.-C. Liu et al., A 10-bit 50-MS/ SAR ADC with a monotonic capacitor switching procedure. IEEE J. Solid-State Circuits **45**(4), 731–740 (2010)

67. S. Shikata, R. Sekimoto, T. Kuroda, H. Ishikuro, A 0.5 V 1.1 MS/sec 6.3 fJ/conversion-step SAR-ADC with tri-level comparator in 40 nm CMOS. IEEE J. Solid-State Circuits **47**(4), 1022–1030 (2012)

68. Z. Dai, A. Bhide, A. Alvandpour, A 53-nW 9.1-ENOB 1-kS/s SAR ADC in 0.13-μm CMOS for medical implant devices. IEEE J. Solid-State Circuits **47**(7), 1585–1593 (2012)

69. G.-Y. Huang et al., A 1-μW 10-bit 200-kS/s SAR ADC with a bypass window for biomedical applications. IEEE J. Solid-State Circuits **47**(11), 2783–2795 (2012)

70. M. Yip, A.P. Chandrakasan, A resolution-reconfigurable 5-to-10-bit 0.4-to-1 V power scalable SAR ADC for sensor applications. IEEE J. Solid-State Circuits **48**(6), 1453–1464 (2013)

71. P. Harpe, E. Cantatore, A. van Roermund, A 10b/12b 40 kS/s SAR ADC with data-driven noise reduction achieving up to 10.1b ENOB at 2.2 fJ/conversion-step. IEEE J. Solid-State Circuits **48**(12), 3011–3018 (2013)

72. F.M. Yaul, A.P. Chandrakasan, A 10b SAR ADC with data-dependent energy reduction using LSB-first successive approximation. IEEE J. Solid-State Circuits **49**(12), 2825–2834 (2014)

73. J.-H. Tsai et al., A 0.003 mm^2 10 b 240 MS/s 0.7 mW SAR ADC in 28 nm CMOS with digital error correction and correlated-reversed switching. IEEE J. Solid-State Circuits **50**(6), 1382–1398 (2015)

74. B.-S. Song, M.F. Tompsett, K.R. Lakshmikumar, A 12 bit 1 MHz capacitor error averaging pipelined A/D converter. IEEE J. Solid-State Circuits **23**(10), 1324–1333 (1988)

75. Y.-M. Lin, B. Kim, P.R. Gray, A 13-b 2.5-MHz self-calibrated pipelined A/D converter in 3-μm CMOS. IEEE J. Solid-State Circuits **26**(5), 628–635 (1991)

76. C.S.G. Conroy, D.W. Cline, P.R. Gray, A high-speed parallel pipelined ADC technique in CMOS, *Proceedings of IEEE Symposium on VLSI Circuits*, pp. 96–97, 1992

77. B.-S. Song, M.F. Tompsett, K.R. Lakshmikumar, A 12 bit 1 MHz capacitor error averaging pipelined A/D. IEEE J. Solid-State Circuits **23**(10), 1324–1333 (1988)

78. J.M. Rabaey, A. Chandrakasan, B. Nikolic, *Digital Integrated Circuits: A Design Perspective*, 2nd edn. (Prentice Hall, New Jersey, 2003)

79. A.A. Abidi, High-frequency noise measurements on FETs with small dimensions. IEEE Trans. Electron Devices **33**(11), 1801–1805 (1986)

80. C. Enz, Y. Cheng, MOS transistor modeling for RF IC design. IEEE J. Solid-State Circuits

35(2), 186–201 (2000)

81. A.M. Abo, P.R. Gray, A 1.5-V, 10-bit, 14.3-MS/s CMOS pipeline analog-to-digital converter. IEEE J. Solid-State Circuits **34**(5), 599–606 (1999)

82. B.J. Hosticka, Improvement of the gain of MOS amplifiers. IEEE J. Solid-State Circuits **14**(6), 1111–1114 (1979)

83. E. Säckinger, W. Guggenbühl, A High-swing, high-impedance MOS cascode circuit. IEEE J. Solid-State Circuits **25**(1), 289–297 (1990)

84. U. Gatti, F. Maloberti, G. Torelli, A novel CMOS linear transconductance cell for continuous-time filters, in *Proceedings of IEEE International Symposium on Circuits and Systems*, pp. 1173–1176, 1990

85. C.A. Laber, P.R. Gray, A positive-feedback transconductance amplifier with applications to high frequency high Q CMOS switched capacitor filters. IEEE J. Solid-State Circuits **13**(6), 1370–1378 (1988)

86. A.A. Abidi, An analysis of bootstrapped gain enhancement techniques. IEEE J. Solid-State Circuits **22**(6), 1200–1204 (1987)

87. B.J. Hosticka, Dynamic CMOS amplifiers. IEEE J. Solid-State Circuits **15**(5), 881–886 (1980)

88. K. Bult, G. Geelen, A fast-settling CMOS op amp for SC circuits with 90-dB DC gain. IEEE J. Solid-State Circuits **25**(6), 1379–1384 (1990)

89. R. Ockey, M. Syrzycki, Optimization of a latched comparator for high-speed analog-to-digital converters, in *IEEE Canadian Conference on Electrical and Computer Engineering*, vol. 1, pp. 403–408, 1999

90. F. Murden, R. Gosser, 12b 50MSample/s two-stage A/D converter, in *IEEE International Solid-State Circuits Conference Digest of Technical Papers*, pp. 278–279, 1995

91. J. Robert, G.C. Temes, V. Valencic, R. Dessoulavy, D. Philippe, A 16-bit low-voltage CMOS A/D converter. IEEE J. Solid-State Circuits **22**(2), 157–263 (1987)

92. T.B. Cho, P.R. Gray, A 10 b, 20 Msample/s, 35 mW pipeline A/D converter. IEEE J. Solid-State Circuits **30**(3), 166–172 (1995)

93. L. Sumanen, M. Waltari, K. Halonen, A mismatch insensitive CMOS dynamic comparator for pipeline A/D converters, in *Proceedings of the IEEE International Conference on Circuits and Systems*, pp. 32–35, 2000

94. T. Kobayashi, K. Nogami, T. Shirotori, Y. Fujimoto, A current-controlled latch sense amplifier and a static power-saving input buffer for low-power architecture. IEEE J. Solid-State Circuits **28**(4), 523–527 (1993)

95. P.M. Figueiredo, J.C. Vital, Low kickback noise techniques for CMOS latched comparators, in *IEEE International Symposium on Circuits and Systems*, vol. 1, pp. 537–540, 2004

96. B. Nauta, A.G.W. Venes, A 70-MS/s 110-mW 8-b CMOS folding and interpolating A/D converter. IEEE J. Solid-State Circuits **30**(12), 1302–1308 (1995)

97. J. Lin, B. Haroun, An embedded 0.8 V/480 μW 6b/22 MHz flash ADC in 0.13 μm digital CMOS Process using nonlinear double-interpolation technique, in *IEEE International Solid-State Circuits Conference Digest of Technical Papers*, pp. 244–246, 2002

98. F. Shahrokhi et al., The 128-channel fully differential digital integrated neural recording and stimulation interface. IEEE Trans. Biomed. Circuits Syst. **4**(3), 149–161 (2010)

99. H. Gao et al., HermesE: a 96-channel full data rate direct neural interface in 0.13um CMOS. IEEE J. Solid-State Circuits **47**(4), 1043–1055 (2012)

100. D. Han et al., A 0.45 V 100-channel neural-recording IC with sub-μW/channel comsumption in 0.18 μm CMOS. IEEE Trans. Biomed. Circuits Syst. **7**(6), 735–746 (2013)

101. M.S. Chae, W. Liu, M. Sivaprakasham, Design optimization for integrated neural recording systems. IEEE J. Solid-State Circuits **43**(9), 1931–1939 (2008)

102. T.M. Seese, H. Harasaki, G.M. Saidel, C.R. Davies, Characterization of tissue morphology, angiogenesis, and temperature in the adaptive response of muscle tissue to chronic heating. Lab. Invest. **78**(12), 1553–1562 (1998)

103. A. Rodríguez-Pérez et al., A 64-channel inductively-powered neural recording sensor array, in *Proceedings of IEEE Biomedical Circuits and Systems Conference*, pp. 228–231, 2012

第
3
章

104. C. Enz, Y. Cheng, MOS transistor modeling for RF IC design. IEEE J. Solid-State Circuits **35**(2), 186–201 (2000)

105. S. Song et al., A 430nW 64nV/VHz current-reuse telescopic amplifier for neural recording application, in *Proceedings of IEEE Biomedical Circuits and Systems Conference*, pp. 322–325, 2013

106. X. Zou et al., A 100-channel 1-mW implantable neural recording IC. IEEE Trans. Circuits Syst. I Regul. Pap. **60**(10), 2584–2596 (2013)

107. J. Lee, H.-G. Rhew, D.R. Kipke, M.P. Flynn, A 64 channel programmable closed-loop neurostimulator with 8 channel neural amplifier and logarithmic ADC. IEEE J. Solid-State Circuits **45**(9), 1935–1945 (2010)

108. K. Abdelhalim, R. Genov, CMOS DAC-sharing stimulator for neural recording and stimulation arrays, in *Proceedings of IEEE International Symposium on Circuits and Systems*, pp. 1712–1715, 2011

109. A. Rossi, G. Fucilli, Nonredundant successive approximation register for A/D converters. Electronic Lett. **32**(12), 1055–1056 (1996)

110. S. Narendra, V. De, S. Borkar, D.A. Antoniadis, A.P. Chandrakasan, Full-chip subthreshold leakage power prediction and reduction techniques for sub-0.18-μm CMOS. IEEE J. Solid-State Circuits **39**(2), 501–510 (2004)

111. B. Haaheim, T.G. Constandinou, A sub-1 μW, 16 kHz Current-mode SAR-ADC for single-neuron spike recording, in *Proceedings of IEEE Biomedical Circuits and Systems Conference*, pp. 2957–2960, 2012

112. A. Agarwal, Y.B. Kim, S. Sonkusale, Low power current mode ADC for CMOS sensor IC, in *Proceedings of IEEE International Symposium on Circuits and Systems*, pp. 584–587, 2005

113. R. Dlugosz, K. Iniewski, Ultra low power current-mode algorithmic analog-to-digital converter implemented in 0.18 μm CMOS technology for wireless sensor network, in *Proceedings of IEEE International Conference on Mixed Design of Integrated Circuits and Systems*, pp. 401–406, 2006

114. S. Al-Ahdab, R. Lotfi, W. Serdijn, A 1-V 225-nW 1kS/s current successive approximation ADC for pacemakers, in *Proceedings of IEEE International Conference on Ph.D. Research in Microelectronics and Electronics*, pp. 1–4, 2010

115. Y. Sugimoto, A 1.5-V current-mode CMOS sample-and-hold IC with 57-dB S/N at 20 MS/s and 54-dB S/N at 30 MS/s. IEEE J. Solid-State Circuits **36**(4), 696–700 (2001)

116. B. Linares-Barranco, T. Serrano-Gotarredona, On the design and characterization of femto-ampere current-mode circuits. IEEE J. Solid-State Circuits **38**(8), 1353–1363 (2003)

117. E. Allier et al., 120 nm low power asynchronous ADC, in *Proceedings of IEEE International Symposium on Low Power Electronic Design*, pp. 60–65, 2005

118. M. Park, M.H. Perrot, A single-slope 80MS/s ADC using two-step time-to-digital conversion, in *Proceedings of IEEE International Symposium on Circuits and Systems*, pp. 1125–1128, 2009

119. S. Naraghi, M. Courcy, M.P. Flynn, A 9-bit, 14 μW and 0.006 mm^2 pulse position modulation ADC in 90 nm digital CMOS. IEEE J. Solid-State Circuits **45**(9), 1870–1880 (2010)

120. A.P. Chandrakasan et al., Technologies for ultradynamic voltage scaling. Proc. IEEE **98**(2), 191–214 (2010)

121. J.K. Fiorenza et al., Comparator-based switched-capacitor circuits for scaled CMOS technologies. IEEE J. Solid-State Circuits **41**(12), 2658–2668 (2006)

122. J.P. Jansson, A. Mantyniemi, J. Kostamovaara, A CMOS time-to-digital converter with better than 10 ps single-shot precision. IEEE J. Solid-State Circuits **41**(6), 1286–1296 (2006)

123. L. Brooks, H.-S. Lee, A 12b, 50 MS/s, fully differential zero-crosssing based pipelined ADC. IEEE J. Solid-State Circuits **44**(12), 3329–3343 (2009)

124. K. Blutman, J. Angevare, A. Zjajo, N. van der Meijs, A 0.1pJ freeze Vernier time-to-digital converter in 65 nm CMOS, in *Proceedings of IEEE International Symposium on Circuits and Systems*, pp. 85–88, 2014

125. R.H. Walden, Analog-to-digital converter survey and analysis. IEEE J. Sel. Areas Commun.

17, 539–550 (1999)

126. C.M. Lopez et al., An implantable 455-active-electrode 52-channel CMOS neural probe. IEEE J. Solid-State Circuits **49**(1), 248–261 (2014)

127. T. Rabuske et al., A self-calibrated 10-bit 1MSps SAR ADC with reduced-voltage charge-sharing DAC, in *Proceedings of IEEE International Symposium on Circuits and Systems*, pp. 2452–2455, 2013

128. C. Gao et al., An ultra-low-power extended counting ADC for large scale sensor arrays, in *Proceedings of IEEE International Symposium on Circuits and Systems*, pp. 81–84, 2014

129. L. Zheng et al., An adaptive 16/64 kHz, 9-bit SAR ADC with peak-aligned sampling for neural spike recording, in *IEEE International Symposium on Circuits and Systems*, pp. 2385–2388, 2014

130. Y.-W. Cheng, K.T. Tang, A 0.5-V 1.28-MS/s 10-bit SAR ADC with switching detect logic, in *Proceedings of IEEE International Symposium on Circuits and Systems*, pp. 293–296, 2015

第
3
章

第 ④ 章

神经信号分类电路

摘要

鲁棒性好、功耗低、面积效率高的神经尖峰信号分类器，在低 SNR 的条件下也能准确区分神经尖峰信号，是实现实时、可植入闭环脑机接口的先决条件。本章提出一种基于非线性能量算子尖峰检测的可简单扩展的 128 通道可编程神经尖峰信号分类器，以及一种增强级联的基于核函数的多类 SVM 分类器。为了更高效地执行算法，利用 Kesler 构造法转化多分类问题，并使用级联方法扩展了利用迭代贪婪优化约减集向量的方法。由于获得的分类函数是高度可并行的，算法可以细分成若干子问题并使用实例化并行单元处理，每个子问题通过能量可伸缩核函数处理。把数据分成不相关的子集后，用多类支持向量机分别优化每一部分数据。对这一类（局部）近似构建级联，利用它们获得改良过的目标函数，使目标函数的准确率高、核矩阵规模小、计算复杂度低。结合算法和电路技术，获得了低功耗的分类器。该分类器基于 65nm CMOS 工艺实现，功耗低于 $41\mu W$，面积 $2.64mm^2$。

4.1 概述

神经生物组织内的神经元密度高，为了准确表达自由运动的对象的神经活动（比如神经元同步在空间上的广泛分析），并且使记录点位置可控，需要大量神经电极植入相关皮质区域[1]。监测神经生物学组织中大量神经元的活动，是了解皮质结构的先决条件，且可以更好地理解如阿尔茨海默病、帕金森病、癫痫和自闭症[2]等重大脑部疾病，或者重建感觉（例如听觉和视觉）或运动（例如运动和言语）功能[3]。但是，电极经常会记录到自身周围多个神经元的动作电位（例如其他神经元的背景活动，电极位置的轻微扰动或外部的电、机械干扰等等），且记录到的神经波形/尖峰信号是由这些神经元发出的电位叠加而成。

因此，区分神经尖峰信号和噪声的能力[4]，以及从叠加波形中区分来自不同源的神经尖峰信号的能力，取决于来自每个源的无噪声神经尖峰信号的差异和采集系统的信噪比（Signal-to-Noise Ratio, SNR）。在 SNR 满足要求的前提下，通过估计信号噪声幅度进行电压阈值检测，或者通过连续小波变换等更先进的技术，可以探测到电极附近的神经元发出动作电位的时间[5]。波形对齐后，为了简化分类过程，使用诸如主成分分析（Principal Component Analysis, PCA）[6]或小波分解[7]等特征提取算法，在降维后的空间表征探测到的神经尖峰信号，例如一个由 n 个采样点构成的神经尖峰信号，通过特征提取算法可以生成 m 个变量（$m < n$），其中 m 就是特征提取后获得的特征个数。基于这些特征，神经尖峰信号可以利用 k-均值[8]、期望最大化（Expectation Maximization, EM）[9]、模板匹配[10]、贝叶斯聚类[11]、人工神经网络（Artificial Neural Network, ANN）等算法分成 m 维的簇，每一个簇都与单一神经元的神经尖峰信号活动相关。

支持向量机（Support Vector Machine, SVM）凭借其优秀的泛化、稀疏解能力以及并发进行二次规划提供全局最优解的能力，已经被用于生物信息学和神经尖峰信号分类问题中[12-14]。这与人工神经网络分类器得到的局部极小值有本质区别。像人工神经网络一样，应用支持向量机进行分类需要确定几个用户定义的参数，即合适的核函数和相关参数选择，正则化参数的确定、以及合适的优化技术。相对地，支持向量机用结构风险最小化代替了经验风险最小化，从而有效地解决了非线性分类以及维数灾难的问题。但是，这些方法[12-14]既无法识别多类神经尖峰信号，也无法分解由于采集信号时同步时间发生变化而产生重叠的神经尖峰信号（例如噪声或其他神经尖峰信号导致波形发生了提前或延迟）。此外，在单个特定电极上采集多个神经尖峰信号也会产生复杂的神经元波形混合信号[15]。

本章提出了一种基于非线性能量算子尖峰探测和基于核函数的多类支持向量机分类的 128 通道可编程的神经尖峰信号分类器，这一分类器在低信噪比条件下也可以准确识别重叠的神经尖峰信号。为了更高效地执行算法，利用 Kesler 构造法转化多分类问题，并使用级联方法扩展了利用迭代贪婪优化约减集向量的方法。通过结合几种算法和电路技术，即 Kesler 构造法、增强级联约减集向量方法、两级流水线处理单元、能量可伸缩的核函数、寄存器组存储器、高阈值电压元件以及靠近阈值的电源，本章实现了低功耗的多通道聚类。基于 65nm CMOS 工艺做出的分类器可以在低功耗（小于 $41\mu W$，功率密度 $15.5mm^2$）、布局紧凑且低资源消耗的结构（31000 个逻辑门，面积 $2.64mm^2$）下实现高效、大规模的神经尖峰信号数据分类。

　　本章的内容安排如下：4.2 节主要介绍神经尖峰信号分类器和相关的设计方案；4.3 节介绍了 SVM 的训练和分类，并利用级联方法，通过增强级联扩展了迭代贪婪优化约减集向量的方法；4.4 节阐述了实验结果；4.5 节给出了全章总结和主要结论。

4.2　神经尖峰信号探测器

　　使用 128 通道（8×16 排列）神经记录接口的记录电极采集到的数据利用模拟电路调节，如图 4.1 所示。每一个通道包含一个电极，一个低噪声的前置放大器（LNA），一个带通滤波器和一个可编程增益后置放大器（PGA）组成，16 个后置放大器通过时分复用的方式共用一个 10 位的 ADC。ADC 的输出连接到后端的信号处理单元，这一单元提供进一步的滤波并执行神经尖峰信号分类任务。神经尖峰信号探测和特征提取已经应用于几种先前的神经尖峰信号分类数字信号处理（Digital Signal Processor, DSP）设备[16-18]，但是多数的尖峰信号分类聚类算法（例如平均和超顺磁聚类）是离线、非监督的算法，不适用于实时数据流。在我们提出的设计中，使用局部能量测量出的第一阈值交叉[19]来检测神经尖峰信号。使用频率整形滤波器能够显著衰减低频噪声并且帮助区分不同神经元释放的相似的神经尖峰信号。

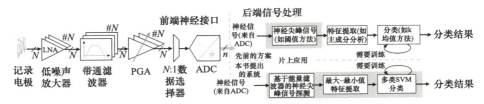

图 4.1　带有 N 通道前端神经记录接口和后端信号处理的 BMI 框图

　　基于尖峰信号一阶导数的最大值和最小值实现的特征提取算法[20]计算量小，存储需求低，同时保留了高信息评分。神经尖峰信号利用多类支持向量机进行分类，随后相关信息通过发送器发给外部的接收器，或者用作闭环框架中的激励。

　　在 40kS/s 的采样率下，获得 10bit 的时分多路传输输出的神经信号数据，并用于控制单元，如图 4.2 所示。一个 4KB 的指令存储器和 8KB 的数据存储器提供了尖峰信号探测算法的可编程性还有参数设置的灵活性。系统控制单元存有 32 个 10

位的滤波系数和一个 16 位的阈值。神经尖峰检测器算法计算一个滑动窗内波形的能量函数，当一个神经尖峰信号到达阈值时，记录并传输一次尖峰数据，进行对齐过程和进一步的特征提取。噪声整形滤波器提供了尖峰信号波形的导数，用于识别神经元的核的特征（包括神经尖峰信号导数的正向和负向的峰值以及尖峰高度）。滤波器系数可通过系数寄存器阵列进行编程，因此可以对各种噪声轮廓和尖峰信号宽度进行精确调整。为了获得边缘相位失真特征，我们应用了贝塞尔滤波器结构。为了实现实时和高信号吞吐量，所有尖峰信号处理算子（包括探测、滤波和特征提取）都并行执行。

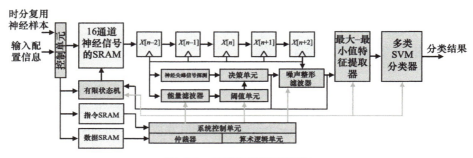

图 4.2　后端信号处理结构

使用静态随机存取存储器（Static Random Access Memory, SRAM）作为寄存器组存储器，因为它可以把规模调整到亚阈值电压水平（可以减小漏电功耗）。相比之下，已经编译好的 SRAM 限制了读取噪声容限，使得电压无法被调整至 0.7V 以下。

寄存器组存储器被应用为尖峰信号寄存器[16]，如图 4.3 所示。每个尖峰信号寄存器模块均包含用于保存尖峰波形的 10 位寄存器，以及用于时钟门控的延迟线。解码器支持连续地在时钟控制下从尖峰信号寄存器中选择每个尖峰信号样本 S。在每个 10 位的尖峰信号寄存器中，只有 1 位的 D 触发器有活动时钟。因此，这种基于延迟线的时钟门控的布置减少了冗余的时钟翻转，这样使时钟翻转造成的功耗变为 1/10（相当于存储器消耗的总功率降低了 32%）。

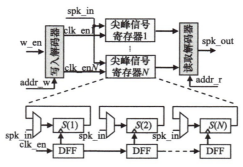

图 4.3　时钟选择性寄存器组存储器

4.3　神经尖峰信号分类器

支持向量机是一种在参数空间内的线性分类器。然而把输入模式空间非线性映射到高维特征空间后，它就变成了非线性分类器。将各个分类器的运算进行组合后就可以实现各种多类分类器[21]和集成分类器（例如分类器树和自适应提升分类器[22]）。通过修改二分类的目标函数并为每个类别设置约束条件，而非建立很多二分类来确定类别标签，可直接解决多类问题[23]。修改后的目标函数可以同时计算多分类问题[24]。考虑标记好的训练用尖峰信号序列，共 N 个数据点 $\left\{y_k^{(i)}, x_k\right\}_{k=1,i=1}^{k=N,i=m}$，其中 x_k 是第 k 个输入模式，来自 n 维空间 R^n，$y_k^{(i)}$ 表示第 k 个模式的第 i 个输出单元，与人工神经网络非常相似。这 m 个输出可以编码出 $q=2^m$ 个不同的类。支持向量机的训练过程是一种凸优化过程，相当于解决约束二次优化问题（Quadratic Optimization Problem, QP），即找到的解决方案要保证是目标函数的唯一全局最小值。为了最大化 $y(x)$ 的边界，要基于下列优化问题选择 ω 和 b 从而最小化 $\|\omega\|$（取最近的整数）[25]：

$$\min_{\omega_i,b_i,\xi_{k,i}} J_{LS}^{(m)}\left(\omega_i, b_i, \xi_{k,i}\right) = \min \frac{1}{2}\sum_{i=1}^{m}\|\omega_i\|_2^2 + b_i^2 + C\sum_{k=1}^{N}\sum_{i=1}^{m}\xi_{k,i} \tag{4.1}$$

这一问题服从下列约束条件：

$$\begin{cases} y_k^{(1)}\left[\omega_1^{\mathrm{T}}\varphi_1\left(x_k\right)+b_1\right] \geq 1-\xi_{k,1}, & k=1,\cdots,N \\ y_k^{(2)}\left[\omega_2^{\mathrm{T}}\varphi_2\left(x_k\right)+b_2\right] \geq 1-\xi_{k,2}, & k=1,\cdots,N \\ \vdots \\ y_k^{(m)}\left[\omega_m^{\mathrm{T}}\varphi_m\left(x_k\right)+b_m\right] \geq 1-\xi_{k,m}, & k=1,\cdots,N \end{cases} \tag{4.2}$$

式中，ω 是法向量矩阵（垂直于超平面 $\omega x + b = 0$）；b 是偏置向量；$C > 0$，是正则化常数；ξ 是松弛向量，用于在遇到不可分数据时放松不等式条件。$\Sigma_{i,k}\xi_{k,i}$ 是部分尖峰信号序列的损失函数的和，这些序列距离超平面的距离小于边界对应的 $1/\|\omega\|$。

在文献 [26] 中证明式（4.1）尽管增加了一项 $b^2/2$，从泛化误差的角度来看仍然是可以接受的公式。为了解决优化问题，我们使用了 Karush–Kuhn–Tucker 定理[27]。通过添加对偶变量，对每个变量添加约束条件并获得优化问题对应的拉格朗日函数：

$$\mathcal{L}^{(m)}\left(\omega_i, b_i, \xi_{k,i}; \alpha_{k,i}\right) = J_{LS}^{(m)} - \sum_{k=1}^{N}\alpha_{k,i}\left\{y_k^{(i)}\left[\omega_i^{\mathrm{T}}\varphi_i\left(x_k\right)+b_i\right]-1+\xi_{k,i}\right\} \tag{4.3}$$

对于 $k=1$，$\cdots$，N 和 $i=1$，$\cdots$，m，给出最优化的条件：

$$\begin{cases} \dfrac{\partial \mathcal{L}_1}{\partial \omega_i} = 0 \rightarrow \omega_i = \sum_{k=1}^{N} \alpha_{k,i} y_k^{(i)} \varphi_i(x_k) \\[2mm] \dfrac{\partial \mathcal{L}_1}{\partial b_i} = 0 \rightarrow \sum_{k=1}^{N} \alpha_{k,i} y_k^{(i)} = 0 \\[2mm] \dfrac{\partial \mathcal{L}_1}{\partial \xi_{k,i}} = 0 \rightarrow \alpha_{k,i} = \gamma \xi_{k,i} \end{cases} \tag{4.4}$$

超平面相对于原点的偏移量由参数 $b/\|\omega\|$ 确定。公式 $\varphi(.)$ 是非线性方程，将输入空间映射到更高维的空间中。为了避免处理高维映射 φ，我们在希尔伯特空间定义了点乘公式代替了核函数 ψ：

$$\varphi(x)^{\mathrm{T}} \varphi(x_k) = \psi(x, x_k) \tag{4.5}$$

这使我们可以主要用线性技术处理非线性问题。形式上，ψ 是对称的半正定 Mercer 核，唯一需要的条件是使核 ψ 满足一般的正定约束条件[27]。为了应对标注错误的样本，使用了一种改进的最大边界技术[28]。如果不存在可以划分不同类别的超平面 $\omega x + b = 0$，则用非零松弛变量 ξ_i 惩罚目标函数。利用修改过的最大边界技术就可以找到一个超平面，将训练集分开，且可以使误差 ε 数量最小，这样优化问题就变成了一个大边界和一个小的错误惩罚 ε 的权衡问题。最大化边界的超平面和随后的分类任务就变成了特征向量的函数：

$$\max_{\alpha_k} Q_1\big(\alpha_k; \psi(x_k, x_l)\big) = \sum_{k=1}^{N} \alpha_k - 1/2 \sum_{k,l=1}^{N} y_k y_l \psi(x_k, x_l) \alpha_k \alpha_l \tag{4.6}$$
$$\alpha \in R^m \,|\, 0 \leq \alpha_k \leq C, k = 1, \cdots, N, \sum_{k=1}^{N} \alpha_k y_k = 0$$

式中，α_k 是权重向量。

式（4.6）中的 QP 优化任务可以用序列最小优化高效地解决，即对整个数据集构建最优的分类超平面[29]。通常情况下，在优化过程中很多 α_k 都会变成 0，最后剩余的 $\alpha_k > 0$ 对应的 x_k 就被称为支持向量。为了简化表示方法，我们假设所有的非支持向量都被移除了，这样 N_x 现在就是支持向量的数量，对于所有的 k 来说都有 $\alpha_k > 0$。最后，式（4.6）的分类方程就具有以下展开：

$$f(x) = \mathrm{sgn} \sum_{k=1}^{N} \alpha_k y_k \psi(x, x_k) + b \tag{4.7}$$

支持向量分类器使用 $f(x)$ 的符号为样本 x 分配一个类别标签 $y^{[30]}$。式（4.7）的计算复杂度与支持向量的数量成比例。为了简化由支持向量机训练的核分类器，我们利用约减后的集向量 $z_i \in R$，即 $\Psi' = \sum \beta_k \Phi(z_k)$，估计一个输入模式 $x_k \in R$（使用式（4.7）），即 $\Psi = \sum \alpha_k \Phi(x_k)$，约减后的集向量中 $\beta_k \in R$ 和 z_i 确定了约减核的扩展。寻找约减的核扩展问题可以认为是一个优化任务：

$$\min_{\beta,z}\left\|\Psi - \Psi'\right\|^2 = \min_{\beta,z} \sum_{k,l=1}^{N_x} \alpha_k \alpha_l \psi(x_k \cdot x_l)$$
$$+ \sum_{k,l=1}^{N_z} \beta_k \beta_l \psi(z_k \cdot z_l) - 2\sum_{k=1}^{N_x}\sum_{l=1}^{N_z} \alpha_k \beta_l \psi(x_k \cdot z_l) \tag{4.8}$$

尽管 Φ 没有被明确给出，式（4.8）可以根据核计算，利用 β_k 和 z_k 计算结果。约减集向量 z_k 和分类器 $f_l(x)$ 的系数 $f_{l,k}$ 可以通过迭代贪婪优化方法[31]得到：

$$f_l(x) = \text{sgn} \sum_{k=1}^{m} \beta_{l,k} \psi(x, z_l) + b, \quad l = 1, \cdots, N_z \tag{4.9}$$

对于一个已知的复杂度（例如约减集向量的个数），分类器提供了完整的支持向量机决策边界的最优化贪婪近似解，其中第一个解就是使用的目标函数（4.8），它最接近完整的 SVM 式（4.7），但只限于使用一个约减集向量的条件下。

基于 Kesler 构造法，将式（4.1）中的多类支持向量机转化成单类问题[28,30]。最终得到的支持向量机分类器由一组判别方程构成，利用下式计算：

$$f_l(x) = \sum_k \psi(x_k \cdot x) \sum_m \beta_k^m \left(\delta(l, y_k) - \delta(l, m)\right) + b_l \tag{4.10}$$

其中向量 b_j 和 $m \in K$ 由下式给出：

$$b_l = \sum_k \sum_m \beta_k^m \left(\delta(l, y_k) - \delta(l, m)\right) \tag{4.11}$$

由于数据 x_k 在对偶形式中只以点积的形式出现，可以用克罗内克函数来构造点乘（x_k, z_l），即当 $k=1$ 时使 $\delta(k, l)=1$，而当 $k \neq 1$ 时使 $\delta(k, l)=0$，将其映射至再生核希尔伯特空间上，这样点积就能获得与 ψ 相同的值。这一特性使我们能够通过各种能量可伸缩核[32]对 SVM 分类器进行配置，从而找到非线性分类器。对于 $\psi(.,.)$ 来说通常有以下选择：$\psi(x, x_k) = x_k^T x$（线性 SVM）；$\psi(x, x_k) = (x_k^T x + 1)^d$（多项式 SVM，次数为 d）；$\psi(x, x_k) = \tanh[\chi\, x_k^T x - v]$（sigmoid SVM）；$\psi(x, x_k) = \exp\left\{-\gamma\|x - x_k\|^2\right\}$（径向基核函数（Radial Basis Function，RBF）SVM）；$\psi(x, x_k) = \exp\left\{-\|x - x_k\|/(2\sigma^2)\right\}$（指数径向基核函数（Exponential Radial Basis Function，ERBF）SVM）和 $\psi(x, x_k) = \exp\left\{-\|x - x_k\|^2/(2\sigma^2)\right\}$（高斯径向基核函数 SVM），

第
4
章

其中 χ，ν，γ 和 σ 是正实数常数。核函数增强了分类器的强度（例如使用线性核时每天有 18 次虚警，而使用 RBF 核时每天虚警降至 1.2 次[31]）。但是，每个核的功率（通过 CPU 仿真得到）会发生数量级的变化。

式（4.10）标度的计算复杂度与支持向量的数量有关。为了简化由 SVM 训练的核分类器，我们使用增强级联分类器扩展了迭代贪婪优化约简集向量方法[31]，如图 4.4 所示。相应地，约减过的扩展不是立即被评估，而是使用级联的方法，使得在多数情况下只需要应用很少的支持向量。分类函数 $f_i(x)$ 的计算涉及矩阵向量运算，这些运算是可高度并行化的。因此可以将问题划分成更小的子问题，并将每个子问题的处理用并行单元实例化。考虑一组约减后的集向量分类函数，其中第 1 个函数是链接成单个序列的 1 个向量的近似值。将数据划分为不相交的子集后，我们在原始数据集的子集上迭代训练支持向量机，并组合所得模型的支持向量，创建新的训练集[34,35]。然后利用级联结构中的每个函数对查询向量进行评估，如果分类为负，则评估停止：

$$f_{c,l}(x) = \mathrm{sgn}\big(f_1(x)\big)\mathrm{sgn}\big(f_2(x)\big)\ldots \tag{4.12}$$

式中，$f_{c,l}(x)$ 是式（4.10）的级联估计函数。

换句话说，我们使用了一个置信度高的二进制决策，其他的则是不确定的并将数据点传给下一级更复杂的级联，从而实现对每一级级联的偏置。通过设置参数 b 来对函数 f 进行偏置，从而在评估集上实现所期望的函数准确率。当一次级联运行完成后，我们将最终模型剩余的支持向量与第一次运行的第一步的每个子集进行合并。通常，经过一次这个级联结构就可以产生令人满意的准确率，但是如果要达到全局最优解，则要将最后一级的结果反馈给第一级，用于测试结果中输入向量的比例，即确认是否有输入向量需要包含进优化过程中。如果这一步对于所有输入层支持向量均无效，则说明级联收敛到全局最优，否则就需要通过网络继续进行其他处理。

图 4.4 中的训练数据（training data, td）被分为不同子集，并且每个子集都在第一层中分别评估了各自的支持向量[36]。这样就可以尽早从分类中消除非支持向量，显著加速支持向量机处理流程。该方案仅需要从当前层与下一层之间进行适当的通信，通过一次级联后通常就会获得令人满意的准确率。通过级联时，用合并的支持向量测试数据 d 是否违反 Karush-Kuhn-Tucker（KKT）条件[37]中的 ε，如图 4.5a 所示。之后不满足 KKT 条件的部分就与支持向量组合起来，进行下一次迭代。特征向量所需的运算（每个元素的操作数以及支持向量机的模型参数）是通过两级流水线（用以减少干扰脉冲传播）处理单元执行的（如图 4.5b 所示）。在流水线中加入触发器可以减少主动脉冲干扰的影响[38]，并且可以减少漏电能量。

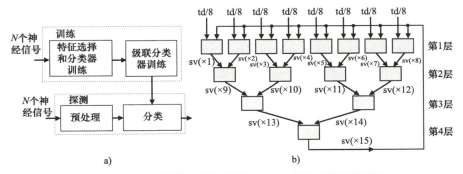

图 4.4　a）级联支持向量机框架　b）二进制增强级联结构

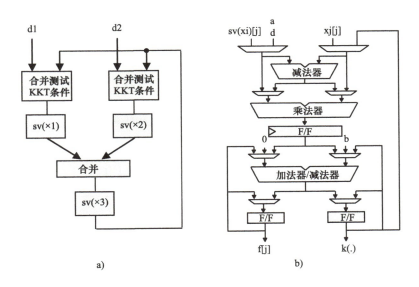

图 4.5　a）包含两个输入集的级联结构　b）两级流水单元

4.4　实验结果

　　基于工业化硬件校准过的 TSMC 65nm CMOS 工艺，在 Cadence Virtuoso 软件上进行了体温（37℃）条件下的晶体管级设计仿真。在分类器设计中，大多数电路在所有时钟周期都处于空闲状态（没有状态翻转活动）。为了最大程度地减少漏电，将分类器用高 V_T 器件进行综合。为了最小化功耗，电路在接近阈值（0.4V）的电源条件下工作。测试数据集记录自人的大脑皮层和基底神经节，如图 4.6 所示。将神经数据输入到 RTL 仿真中，获得设计的翻转活动估计。将这些估计值注释到综合过程中，获得数字尖峰信号分类模块的能量估计。我们通过一种更可靠的方式，用带通滤波后的信号的局部能量测量到的阈值交叉来探测神经尖峰信号，而不是在原始数据上设置阈值[5]，如图4.7所示。局部能量阈值等于由记录通道的噪声特性定义的信号的平均标准偏差的平方，并且等于能够区分两个神经元所需的最小信噪比。从微电极记录的细胞外神经信号中提取出多个单一的神经尖峰信号序列单元，然后用RBF核的SVM对神经尖峰信号序列中编码的信息进行分类，如图4.7c所示。每个神经元动作电位波形都利用多单元细胞外记录方法进行检测，并根据其波形特征将其分配给一个特定的单元。这一过程在神经尖峰信号序列中包含了大量误差，在背景噪声水平较高时这一现象更加明显，因此我们测量了测试分类误差、训练分类误差、得到的超平面的边界间隔和核评估次数。

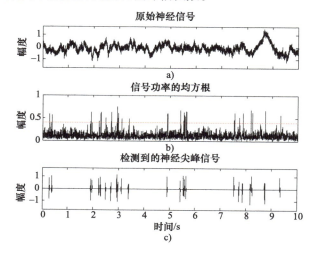

图 4.6 根据连续获取的数据进行峰值检测，y 轴没有固定

a）顶部图：放大后的原始信号，未进行增益校正　b）中间图：运动窗长为 1 ms 的局部能量
测量得到的的阈值（线）交叉　c）底部图：检测到的神经尖峰信号

为了从数值的角度改善数据结构，首先通过对非零模式进行重新排序，如图4.8所示，对式（4.12）中的系统进行了预处理以减少带宽。图4.7c给出了三分类的图形化说明，其中粗线代表决策边界。对于能正确分类的样本 x_1，应该有 $\xi_1^{(1)} = 0$ 和 $\xi_1^{(2)} = 1$，即没有损失，因为 $\varepsilon_{1,2}$ 和 $\varepsilon_{1,3}$ 都是负的。

另一方面，对于违反了两个边界的样本 x_2（$\varepsilon_{1,2}$，$\varepsilon_{1,3} > 0$），两种方法都会产生一定的误差。算法在第一阶段中收敛非常快，在之后接近最优解时逐渐变慢。但是，所有参数 $\varepsilon = [10^{-2}, 5 \times 10^{-3}, 10^{-3}]$ 的分类错误率几乎相同，说明为了找到好的分类器，我们不需要极其精确地使 $\varepsilon \to 0$。SVM 的性能对超参数设置敏感，例如高斯核的复杂度参数 C 和核参数 σ 的设置。因此，在最终的模型拟合前，使用网格搜索的方法对超参数进行调整。另外也可以使用更复杂的超参数调整方法[39]。

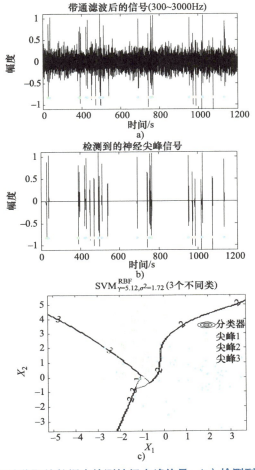

图 4.7　a）从连续获取的数据中检测神经尖峰信号　b）检测到的神经尖峰信号
c）SVM 用 RBF 核分类的超平面（©IEEE 2015）

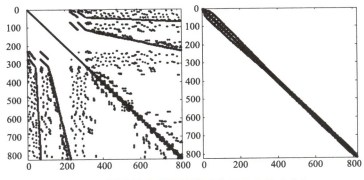

图 4.8　非零模式的重新排序前（左）后（右）

　　这种利用 SVM 的神经尖峰信号分类性能已经经过了总结和基准化，如图 4.9 所示，并与四种计算效率相对较高的神经尖峰信号分类方法进行了比较，四种方法分别是模板匹配、主成分分析、马氏距离和欧氏距离。性能用有效准确率进行量化，即所有用于分类的神经尖峰信号和正确分类的神经尖峰信号的对比（不包括神经尖峰信号检测）。神经尖峰信号检测错误的原因可能是将噪声段错分为尖峰信号波形，或者是误删除了尖峰信号波形。通过在时间上随机添加或删除尖峰信号，可以轻松地对这些误差进行建模，从而获得所需的误差百分比。相反，在对尖峰分类错误进行建模时应格外小心，因为一个单元中的错误不一定会导致另一单元中也发生错误。为了获得更好的分类性能，所有方法均选择了合适的参数。

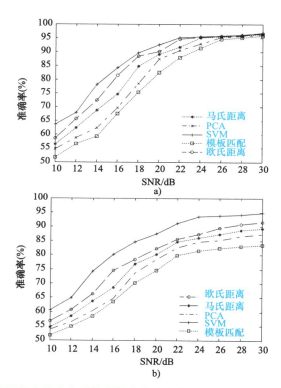

图 4.9　a）SNR 对 BMI 中单个尖峰信号的分类准确率的影响　b）SNR 对 BMI 中三类重叠尖峰信号的分类准确率的影响

　　SVM 分类器在测试的整个 SNR 范围内始终优于其他基准方法，尽管它在渐近成功率达到 97％的这一部分仅略微超出了欧氏距离度量标准。通过叠加衰减过的神经尖峰信号波形（模仿在电极上观察到的背景活动），获得了脑机接口系统中的不同信噪比。如果我们提高整个前端脑机接口的信噪比，神经尖峰信号分类的准确率将提高多达 45%（取决于所使用的神经尖峰信号分类方法）。

同样，尖峰信号分类算法的准确率随着 ADC 的精度提高而提高，但在 5~6bit 就达到饱和，并最终受限于 SNR。但是，由于观察到的尖峰信号的幅度通常能有一个数量级的变化，因此，如果放大增益是固定的，就需要额外的分辨率（2~3bit）。此外，提高 ADC 的采样率可提高尖峰信号分类准确率，因为这样可以找出更精细的特征，从而进一步对信号进行区分。在不同采样点重叠的尖峰信号波形的分类准确率，如图 4.9b 所示。本章提出的方法的分类准确率比其他四种方法平均高出 4%~8%。如果训练数据包含在复杂尖峰脉冲过程中出现的尖峰信号波形，我们会在处理复杂尖峰脉冲问题之前，先对发出脉冲的神经元产生的变形的尖峰信号进行部分分类。如果背景噪声的分布不是高斯分布，或者多个尖峰信号簇重叠，则其他四种方法的性能会受到限制。估计误差随检测到的尖峰数量而变化（图 4.10a），在 700 个尖峰信号附近归一化分布时，整个数据集达到 −60dB。假设三个神经元发射尖峰信号的速率为 20 个尖峰 /s，则收敛时间约为 0.1s。支持向量的个数部分取决于分类任务的复杂性。核函数能够提升分类器强度，但每个核所需的能量会出现数量级的变化，如图 4.10b 所示。随着 SNR 的降低，需要更多的支持向量来定义更复杂的决策边界。对于我们的数据集，SVM 的数量减少到了 300~310 个，如图 4.10c 所示。线性核函数需要的时钟数量是 0.14 周期，存储需要 0.2KB，而 RBF 核函数则分别需要 4.86 周期和 6.7KB，这强调了使用的内存资源大小取决于核函数。

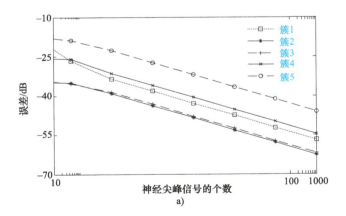

图 4.10　a）误差与尖峰信号数量的关系　b）每周期消耗的能量与 SVM 核函数的关系　c）约减集向量的对数归一化误差与支持向量个数的关系

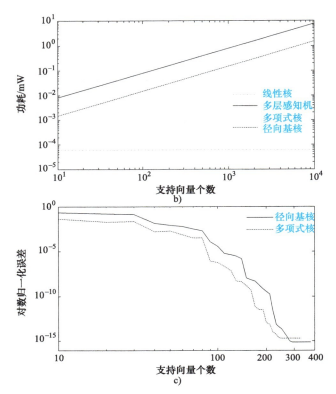

图 4.10 a）误差与尖峰信号数量的关系 b）每周期消耗的能量与 SVM 核函数的关系 c）约减集向量的对数归一化误差与支持向量个数的关系（续）

神经尖峰信号探测器包括 31000 个逻辑门，其面积为 2.64mm²，在 0.4V 电源电压下仅消耗 41μW 的功率。消耗的功率会带来 0.11℃的温度提升（假设 0.029 ℃/ mW 模型 10），大约是神经植入安全范围（<1℃）所需功率的 1/10。在表 4.1 中，我们将尖峰分类系统的现状与本文工作进行了比较。

表 4.1 与现有技术的比较

	[16]	[17]	[18]	本项目[①]
工艺 /nm	65	90	65	65
可编程性	否	是	否	是
V_{DD}/V	0.27	1	0.3	0.4
通道数	16	128	1	128
功率密度 /（μW/mm²）	60.9	9.8	43.4	15.5
功耗 /μW	75	87	2.17	41
面积 /mm²	1.23	8.9	0.05	2.64

① 仿真数据

4.5　结论

　　SVM 由于其出色的泛化、稀疏解决方案以及二次规划的并发利用而被引入生物信息学和神经尖峰信号分类。本章中，我们为 128 通道神经尖峰信号分类系统提出了一种基于多类核函数 SVM 的可编程神经尖峰信号分类器，该系统可实时追踪神经簇的演化，并具有较高的准确性，低内存需求和低计算复杂度。实现后结果表明，即使在低 SNR 的神经接口中，这一神经尖峰信号分类器也可以在线运行，而且不需要在功率和芯片面积方面做出折中。

参考文献

1. M.A. Lebedev, M.A.L. Nicolelis, Brain-machine interfaces: Past, present and future. Trends Neurosci. **29**(9), 536–546 (2006)
2. G. Buzsaki, Large-scale recording of neuronal ensembles. Nat. Neurosci. **7**, 446–451 (2004)
3. F.A. Mussa-Ivaldi, L.E. Miller, Brain-machine interfaces: Computational demands and clinical needs meet basic neuroscience. Trends Neurosci. **26**(6), 329–334 (2003)
4. K.H. Lee, N. Verma, A low-power processor with configurable embedded machine-learning accelerators for high-order and adaptive analysis of medical-sensor signals. IEEE J. Solid-State Circuits **48**(7), 1625–1637 (2013)
5. K.H. Kim, S.J. Kim, A wavelet-based method for action potential detection from extracellular neural signal recording with low signal-to-noise ratio. IEEE Trans. Biomed. Eng. **50**, 999–1011 (2003)
6. D.A. Adamos, E.K. Kosmidis, G. Theophilidis, Performance evaluation of pca-based spike sorting algorithms. Comput. Methods Programs Biomed. **91**, 232–244 (2008)
7. R.Q. Quiroga, Z. Nadasdy, Y.B. Shaul, Unsupervised spike detection and sorting with wavelets and superparamagnetic clustering. Neural Comput. **16**, 1661–1687 (2004)
8. S. Takahashi, Y. Anzai, Y. Sakurai, A new approach to spike sorting for multi-neuronal activities recorded with a tetrode-how ICA can be practical. Neurosci. Res. **46**, 265–272 (2003)
9. F. Wood, M. Fellows, J. Donoghue, M. Black, Automatic spike sorting for neural decoding, in *Proceedings of IEEE Conference on Engineering in Medicine and Biological Systems*, pp. 4009–4012, 2004
10. C. Vargas-Irwin, J.P. Donoghue, Automated spike sorting using density grid contour clustering and subtractive waveform decomposition. J. Neurosci. Methods **164**(1), 1–18 (2007)
11. J. Dai, et al. Experimental study on neuronal spike sorting methods, in *IEEE Future Generation Communication Networks Conference*, pp. 230–233, 2008
12. R.J. Vogelstein, K. Murari, P.H. Thakur, G. Cauwenberghs, S. Chakrabartty, C. Diehl, Spike sorting with support vector machines, in *Proceedings of Annual International Conference on IEEE Engineering in Medicine and Biology Society*, pp. 546–549, 2004
13. K.H. Kim, S.S. Kim, S.J. Kim, Advantage of support vector machine for neural spike train decoding under spike sorting errors, in *Proceedings of Annual International Conference on IEEE Engineering in Medicine and Biology Society*, pp. 5280–5283, 2005
14. R. Boostani, B. Graimann, M.H. Moradi, G. Pfurtscheller, A comparison approach toward finding the best feature and classifier in cue-based BCI. Med Biol Eng Comput. **45**, 403–412 (2007)
15. G. Zouridakis, D.C. Tam, Identification of reliable spike templates in multi-unit extracellular recordings using fuzzy clustering. Comput. Methods Programs Biomed. **61**(2), 91–98 (2000)
16. V. Karkare, S. Gibson, D. Marković, A 75-μW, 16-channel neural spike-sorting processor with unsupervised clustering. IEEE J. Solid-State Circuits **48**(9), 2230–2238 (2013)

第 **4** 章

17. T.C. Ma, T.C. Chen, L.G. Chen, Design and implementation of a low power spike detection processor for 128-channel spike sorting microsystem, in *IEEE International Conference on Acoustics, Speech and Signal Processing,* pp. 3889–3892, 2014

18. Z. Jiang, Q. Wang, M. Seok, A low power unsupervised spike sorting accelerator insensitive to clustering initialization in sub-optimal feature space, in *IEEE Design Automation Conference*, pp. 1–6, 2015

19. K.H. Kim, S.J. Kim, A wavelet-based method for action potential detection from extracellular neural signal recording with low signal-to-noise ratio. IEEE Trans. Biomed. Eng. **50**(8), 999–1011 (2003)

20. T. Chen, et al., NEUSORT2.0: A multiple-channel neural signal processor with systolic array buffer and channel-interleaving processing schedule, in *International Conference of IEEE Engineering in Medicine and Biology Society*, pp. 5029–5032, 2008

21. E. Shih, J. Guttag, Reducing energy consumption of multi-channel mobile medical monitoring algorithms, in *Proceedings of International Workshop on Systems and Networking Support for Healthcare and Assisted Living Environments*, no. 15, pp. 1–7, 2008

22. R.E. Schapire, A brief introduction to boosting, in *Proceedings of International Joint Conference on Artificial Intelligence*, pp. 1401–1406, 1999

23. B. Schölkopf, A.J. Smola, *Learning with kernels—support vector machines, regularization, optimization and beyond* (The MIT Press, Cambridge, MA, 2002)

24. C.W. Hsu, C.-J. Lin, A comparison of methods for multi-class support vector machines. IEEE Trans. Neural Networks **13**, 415–425 (2002)

25. O. Mangasarian, D. Musicant, Successive overrelaxation for support vector machines. IEEE Trans. Neural Networks **10**(5), 1032–1037 (1999)

26. C.W. Hsu, C.J. Lin, A simple decomposition method for support vector machines. Mach. Learn. **46**, 291–314 (2002)

27. V.N. Vapnik, *Statistical Learning Theory* (Wiley, New York, 1998)

28. V. Franc, V. Hlavac, Multi-class support vector machine, in *Proceedings of IEEE International Conference on Pattern Recognition*, vol. 2, pp. 236–239, 2002

29. J. Platt, *Fast Training of Support Vector Machines Using Sequential Minimal Optimization*, in Advances in kernel methods: Support vector learning, chapter, Cambridge, MA: The MIT Press, 1999

30. R.O. Duda, P.E. Hart, D.G. Stork, *Pattern Classification* (Wiley, New York, 2000)

31. B. Scholkopf, P. Knirsch, C. Smola, A. Burges, Fast approximation of support vector kernel expansions, and an interpretation of clustering as approximation in feature spaces, in *Mustererkennung 1998–20*, pp, ed. by P. Levi, M. Schanz, R.J. Ahler, F. May (Springer-Verlag, Berlin, Germany, 1998), pp. 124–132

32. H. Lee, S.Y. Kung, N. Verma, Improving kernel-energy tradeoffs for machine learning in implantable and wearable biomedical applications, in *Proceedings of IEEE International Conference on Acoustics, Speech, and Signal Processing*, pp. 1597–1600, 2011

33. Available: http://www.physionet.org%2cPhysionet

34. C.J. Burges, Simplified support vector decision rules, in *International Conference on Machine Learning*, pp. 71–77, 1996

35. S.R.M. Ratsch, T. Vetter, Efficient face detection by a cascaded support vector machine expansion. Roy Soc London Proc Ser **460**, 3283–3297 (2004)

36. H.P. Graf, et al., Parallel support vector machines: the cascade SVM, in *Advances in Neural Information Processing Systems*, pp. 521–528, 2004

37. R.O. Duda, P.E. Hart, D.G. Stork, *Pattern Classification* (Wiley, New York, 2000)

38. K.H. Lee, N. Verma, A low-power processor with configurable embedded machine-learning accelerators for high-order and adaptive analysis of medical-sensor signals. IEEE J. Solid-State Circuits **48**(7), 1625–1637 (2013)

39. P. Koch, B. Bischl, O. Flasch, T. Bartz-Beilstein, W. Konen, On the tuning and evolution of support vector kernels. Evol. Intel. **5**, 153–170 (2012)

第 **5** 章

脑机接口：系统优化

摘要

　　为了开发能够与神经元细胞和神经网络连接的神经假体，需要根据信号记录部位的解剖学和形态学特点定制多通道的探头和电极。然而，多电极阵列带来的密度的增加和功能模块的小型化需求，对记录系统的电路设计提出了在面积、功耗、可靠性和扩展性等方面的一系列重大挑战。在本章中，我们针对多通道神经记录接口的设计优化，提出了一种基于良率约束下的单位面积功耗（Power Per Area，PPA）优化方法。通过求解一系列迭代生成的低维子空间中的最小化问题，我们的方法在对工艺参数的分布或数据进入没有任何限制的约束条件下，实现了对单位面积功耗的改进，并且所提出的方法可以与任何偏差模型以及相关性模型一起使用，不受任何特定性能约束的限制。在90nm 工艺的 CMOS 技术中实现的多通道神经记录接口电路上的实验结果表明，该优化方法在不造成良率降低的情况下，对电路的功耗降低可达 26%，面积减小可达 22%。

5.1　概述

在采取预防、纠正措施或采用刺激装置之前，通过记录神经假体系统与神经细胞的相互作用，可以促进早期诊断并预测预期行为，以防止有害的神经活动。通过使用多通道可植入 BMI 中的高密度微电极阵列监测神经生物学组织中大量神经元的活动，是了解皮质结构的先决条件，且可以更好地理解如阿尔茨海默病、帕金森病、癫痫和自闭症 [1] 等重大脑部疾病，或者重建感觉（例如，听觉和视觉）或运动（例如，运动和言语）功能 [2]。实用的多通道 BMI 系统与 CMOS 电路相结合，对皮质内神经信号 [3] 进行长期可靠的记录和调理，并在芯片上实现对记录的神经数据的处理 [4] 和闭环框架 [5] 中对神经系统进行刺激。为了避免感染的风险，这类系统可植入到皮下，而记录的神经信号和植入操作所需的能量则以无线方式传输。这种改变使电极和电路距离更近，也提高了多通道电极阵列的密度，但同时也对记录系统电路的小型化和低功耗上提出了重大设计挑战。为防止设备可能对周围组织造成热损害，功率密度被限制为 0.8 mW/mm^2（限制功耗也会延长电池的使用寿命，且避免经常性的电池更换手术）。此外，容纳该系统的空间也应受到限制，以确保在植入过程中减小组织损伤和组织移位。因此，在设计中经常以提高本征电路噪声为代价来实现低功耗和高密度的集成电路。

工艺节点的进步、电路拓扑的设计、架构的变迁以及电路层面的优化算法，都是以功耗 - 性能的权衡为目标进行的，优化的范围涵盖从空间分辨率（即信道数量）、可用的无线数据带宽和信息质量到植入式电池的接收功率。鉴于神经脉冲是低频和不规则的，电路拓扑的优化，如电流复用 [7]、时分复用 [8]、睡眠模式 [9]、整个模拟前端 [10] 的自适应脉宽循环，以及自适应系统带宽或分辨率 [11]，都用来提高功率效率。基于灵敏度 [12] 和物理 [13] 参数的解析式等电路优化方法可以为优化电源运行提供指导。非线性优化技术包括系统级分层优化 [14]、单元模块级优化 [15,16]、结构化感知机 [17] 和几何编程 [18]，这些方法的核心是基于纳米 CMOS 技术中显著的短沟道效应引起的器件尺寸与性能之间的非线性关系。

本章针对应用于受到工艺偏差影响的神经接口设计的多变量优化的双二次规划方法，提出了一种良率约束的序列单位面积功耗（PPA）最小化框架 [19]。在提出的算法中，考虑了面积缩放影响，因此使用迭代生成的低维子空间来创建可行 PPA 区域的最小化序列，在两步估计流程中，将约束多准则优化转化为单目标函数优化，避免了非临界解的重复估计。因此，良率约束只在优化结束时有效，消除了最坏情况分析方式中的过度设计问题。在任意设计点上，PPA 分配与配置选择交错进行，最优地重新分配电路质量的总体指标，以使总 PPA 最小。所提出的方法可用于任何偏差模型以及任何相关性模型，并且不受任何特定性能约束的限制。以 90nm CMOS 技术实现的多通道神经记录接口电路为例，实验结果表明，在不导致良率降低的前提下，该方法的功耗降低可达 26%，面积节省可达 22%。

本章将静态制造变异性和噪声波动分别视为平稳随机过程和非平稳随机过程，内容的组织结构如下：5.2 节给出了神经接口前端电路参数和噪声的表达式；5.3 节和 5.4 节分别讨论了电路参数的表达式以及相关的工艺偏差和噪声；5.5 节讨论了良率约束下的 PPA 优化在神经记录接口设计中的应用；在 5.6 节中，描述了信号采集传感的基本限制，后处理接口电路，以及原型上得到的 PPA 优化结果。最后，5.7 节给出了总结和主要结论。

5.2　电路参数的理论公式

5.2.1　随机工艺偏差

通过参数提取得到工艺参数的大数据集，使研究和建模工艺参数之间的可变性和相关性成为可能，这对于获得建模电路的未知量的真实值至关重要。传统方法按顺序确定参数，忽略了参数之间的相互作用，因此模型与实测数据的拟合度可能低于最优值。此外，这些参数是与特定器件相关的，因此它们对应于不同的器件大小。提取过程通常只专门针对特定的模型有效，需要进行大量的工作来更改或改进这些模型。

对于复杂的集成电路模型，参数提取可以表述为一个优化问题。使用直接参数提取技术而不是优化，可以采用行端紧凑模型进行参数确定。模型方程被分割成功能独立的部分，所有参数都使用简单的代数求解，而无需迭代过程或最小二乘拟合。随着供电电源电压的不断减小，中等反型区变得越来越重要，因此有必要对该区域进行精确描述。基于阈值电压的模型，例如 BSIM 和 MOS 9，这些模型利用了弱反型区（即亚阈值）和强反型区（即远高于阈值）中漏 - 源沟道电流 I_{DS} 的近似表达式。这些近似方程使用数学平滑函数互相联系在一起，导致在中等反型区域（即阈值附近）的描述既不符合物理规则又不准确。

与基于阈值电压的模型相比，表面电位（定义为栅极氧化物 - 衬底界面相对于中性衬底的静电电位）的主要优势在于表面电位模型不依赖于区域方法，并且所有操作区域中的 I-V 和 C-V 特性使用一组统一的公式来表示。在基于表面电位的模型中，沟道电流 I_{DS} 被分成漂移（I_{drift}）分量和扩散（I_{diff}）分量，它们是栅极偏置 V_{GB} 在源极（v_{S0}）和漏极（v_{SL}）侧的表面电位的函数。这样，对于所有工作区（即弱反型区、中等反型区和强反型区），可以使用一个等式来准确描述 I_{DS}。数值方法的发展也消除了表面势建模中的一个主要问题：表面势的解要么以封闭形式（精度有限）存在，要么使用二阶牛顿迭代法来提高模型 MOS 11 的计算效率。

空间统计研究的基本理念将随机过程定义为一组时间或空间位置上随机变量的

集合。通常，采用二阶平稳（广义平稳），（Wide Sense Stationary, WSS）过程模型，但也可能采用其他更严格的平稳性标准。这个模型的假设在于平均值是常数，协方差只取决于任意两点之间的距离。在二阶平稳过程中，只有过程的一阶和二阶矩保持不变。使用协方差和相关函数描述不同位置随机变量的相互依赖性随分离距离的变化。这些函数仅针对静态过程明确定义。例如，描述晶体管长度 L 的行为的随机过程只有在平均值 L 存在非系统空间变化的情况下才是稳定的。如果该过程不是稳定的，则相关函数不是相互依赖和相关的可靠度量。一旦去除了系统晶片级和场级依赖性，从而使工艺稳定，可以发现真正的相关性小到可以忽略不计。从统计建模的角度来看，系统变化同等地影响给定电路中的所有晶体管。因此，系统参数变化可以由电路中每个晶体管的参数平均值的偏差来表示。

将晶体管 i 的参数 $p_i \in \{p_1, \cdots, p_m\}$ 的工艺相关值建模为随机变量

$$p_i = \mu_{p,i} + \sigma_p(d_i) p(d_i, \theta) \tag{5.1}$$

式中，$\mu_{p,i}$ 和 $\sigma_p(d_i)$ 分别是参数 p_i 的平均值和标准偏差；$p(d_i、\theta)$ 是对应于参数 p 的随机过程；d_i 表示晶体管 i 相对于参考点在管芯上的位置；θ 是晶体管所在的管芯。这个参考点可以位于，比如在芯片的左下角，或者在中心，等等。随机过程可以表示为一些不相关随机变量的级数展开，包括一整套具有相应随机系数的确定性函数。一个常用的级数包括频谱扩展[20]，其中随机系数只有在随机过程被假定为平稳且随机过程的长度是无限或周期性的情况下才是不相关的。

Karhunen - Loève 展开式[21] 的使用由于其双正交性而引起了人们的兴趣，即确定性基函数和相应的随机系数都是正交的[22]，例如，正交确定性基函数是协方差函数的特征函数，其大小为特征值。假设 p_i 是零均值高斯过程，并使用 Karhunen - Loève 展开，则 p_i 可以以截短的形式（为了实际实现）用有限长度的 M 项来表示：

$$p_i = \mu_{p,i} + \sigma_p(d_i) \sum_{n=1}^{M} \sqrt{\vartheta_{p,n}} \delta_{p,n}(\theta) f_{p,n}(d_i) \tag{5.2}$$

式中，$\{\delta_{p,n}(\theta)\}$ 是零均值不相关高斯随机变量的矢量；$f_{p,n}(d_i)$ 和 $\vartheta_{p,n}$ 是 $p(d_i, \theta)$ 协方差矩阵 $\sum_p(d_1, d_2)$（见 5.1）的特征函数和特征值，通过基于距离的权重项、测量校正因子、相关参数 ρ 和过程校正因子 c_x 和 c_y 来决定其值。

在不失一般性的情况下，考虑两个具有给定阈值电压的晶体管。在我们的方法中，它们的阈值电压被模拟成一个芯片的空间域上的随机过程，从而使得芯片上任意两个晶体管的参数建模成为两个不同的相关随机变量。M 的值由特征对表示协方差函数的准确性决定，而不是由随机变量的数量决定。不同于以前的方法将由于随机效应引起的工艺参数的协方差建模为分段线性模型[23] 或通过第二类[24] 的修正贝塞尔函数，这里将协方差表示为线性递减的指数函数：

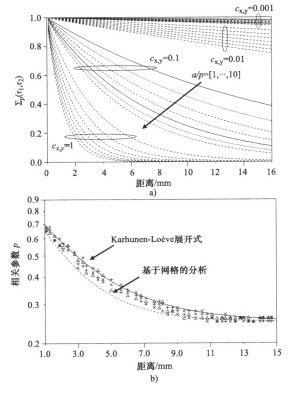

图 5.1　a）模型化协方差函数 $\sum_p$，使用 M=5 表示 a/p= [1，…，10]　b）模型拟合可用的测量数据 (©IEEE 2011)

$$C_p\left(d_1,d_2\right)=\left(1+\zeta d_{xy}\right)\cdot\gamma\cdot\left(\mathrm{e}^{-c_x\left|d_{x_1}-d_{x_2}\right|c_y\left|d_{y_1}-d_{y_2}\right|/\rho}\right) \tag{5.3}$$

式中，ζ 是基于距离的权重项；γ 是位于欧几里德坐标 $(x_1，y_1)$ 和 $(x_2，y_2)$ 处的两个晶体管的测量校正因子；c_x 和 c_y 分别是取决于工艺成熟度的工艺校正因子。例如，在图 5.1a 中，过程校正因子 $c_{x,y}$=0.001 涉及非常成熟的工艺，而 $c_{x,y}$=1 表示这是处于产量爬升阶段的工艺。P 是反映集中定义在 $[-a，a]$ 中空间尺度的相关参数，其调节相关函数相对于位于欧几里德坐标 $(x_1，y_1)$ 和 $(x_2，y_2)$ 处的两个晶体管之间距离的衰减速率。从物理上来说，较低的 a/ρ 意味着高度相关的工艺，因此需要较少数量的随机变量来表示随机过程，相应地，在 Karhunen - Loève 展开式中需要较少数量的项。这意味着，因为相关函数中显示的高度非线性，对于 $c_{x,y}$=0.001 和 a/ρ=1，评估同一个工艺参数，例如阈值电压需要采样来评估的晶体管数量，远小于 $c_{x,y}$=1 和 a/ρ=10 时所需的采样数量。为了保持理论值和截短简化形式之间的固定差异，当 a 增加常数 b 时，M 必须增加。换句话说，对于给定的 M，精度随着 a/b 的增加而降低。特征值 $\vartheta_{p,n}$ 和特征值函数 $f_{p,n}(\tau)$ 是在有界区域 d 上索引的第二类齐次 Fredholm 积分方程的解。为了找到 Fredholm 积分的数值解，每个特征值函数由线性递减指数函数的线性组合近似。由此产生的近似误差通过伽辽金法（Galerkin method）最小化。图 5.1b 给出了通过 Karhunen - Loève 展开对可用测量数据进行空间相关性依赖和模型拟合的一个例子。为了进行比较，基于网格的空间相关性模型直观简单且易于使用，但是由于固有的精度与效率导致的局限性需要用更灵活的方法解决，特别是在短距离到中等距离的情况下 [24]。

我们现在介绍一个模型 $\eta_p = f(.)$，说明由于晶体管尺寸和工艺参数的随机制造变化导致的电压和电流偏移，定义为

$$\eta_p = f(v, W^*, L^*, p^*) \tag{5.4}$$

式中，v 定义了从提取的数据中估计的拟合参数；W^* 和 L^* 表示由于制造变化引起的几何变形；p^* 对与其相应标称值的电参数偏差进行建模，例如跨导、阈值电压等的变化。相关内容可参阅本书附录。

5.2.2 神经记录接口的噪声

除了精度、线性度和时序方面设定电路设计的上限的工艺偏差之外，与基本工艺相关联的噪声的存在也是对电子电路性能的重要限制。

神经细胞噪声模型：在霍奇金和赫胥黎框架中，神经通道的结构由其组成亚单位的状态决定，其中每个亚单位可以处于开放或封闭状态 [25]。将噪声项 $\chi_x(V, t)$ ($x = m$，h 或 n) 添加到霍奇金和赫胥黎的确定性常微分方程（Ordinary Differential Equation，ODE）中，这与信道选通 [26] 的马尔可夫过程的行为一致。这种过程可以归纳为朗之万描述（通过福克 - 普朗克方程），并表示为 δ 相关噪声过程 $\Gamma_{neuron}(t+\tau, t) = 1/x[\alpha_x(1-x) + \beta_x x]\delta(\tau)$，其中 x 是神经通道的总数，跃迁速率 $\alpha_x(t)$ 和 $\beta_x(t)$ 是膜电位 $V(t)$ 的瞬时函数。狄拉克 δ 函数表示不同时间的噪声是不相关的，变量 m、h 和 n 代表整个细胞膜上不同类型开放亚单位的聚集分数。随后，神经信道噪声被建模为布朗运动，即具有独立增量和固定常数方差的高斯分布非平稳随机过程 [27]。

电极 - 组织界面和信号调节电路噪声模型：在皮质内微电极记录中，生物（神经细胞）噪声主要来源于记录微电极周围组织中几个神经元的放电，而热噪声水平受每个单独记录部位的电极 - 组织界面阻抗（异物反应的结果）和记录带宽的影响，即更宽的记录带宽会增加热噪声水平。电极 - 组织界面噪声包括组织 / 衬底热噪声和电极 - 电解质界面噪声。组织噪声建模为溶液 / 扩散电阻 [28] 或封装电阻 [28] 产生的热噪声，电极噪声建模为电荷转移电阻 [29] 产生的热噪声。信号调节电子电路的噪声主要由热噪声和闪烁噪声决定。在无源器件和集成电路器件中，最重要的电子噪声源类型（热噪声、散粒噪声和闪烁噪声）已经得到了广泛的研究并使用了合适

的模型推导了 [30] 的稳态和非平稳的噪声源 [31]。我们采用文献 [31] 中定义的模型描述 [31]，热噪声和散粒噪声分别表示为 $\Gamma_{\text{thermal}}(t+\tau, t) = 2kTG(t)\delta(\tau)$ 和 $\Gamma_{\text{shot}}(t+\tau, t) = qI_D(t)\delta(\tau)$，其中 k 是玻耳兹曼常数；T 是绝对温度；G 是电导；q 是电子电荷；I_D 是当前通过结的电流。这些噪声过程对应于包含在集成电路器件模型中的电流噪声源。

ADC 噪声模型：采样数据系统在采样周期结束时采集一系列离散时间采样点。虽然每个周期的处理细节会产生非平稳噪声电压和电流，但每个时钟周期都执行相同的操作，使得每个时钟周期的噪声信号统计量相同。因此，这种随机过程可以描述为广义循环平稳过程。白噪声输入源这一特殊情况的分析具有特别的重要性，因为大多数的噪声源可以追溯到电路元件产生的白噪声。对于白噪声阶跃输入，自相关函数是一个 δ 函数，其中 S_{xo} 是背景噪声过程的单边白噪声功率谱密度 (Power Spectral Density，PSD)。利用帕斯瓦尔定理，输出的方差作为自相关的函数简化表达为 $\Gamma(t+\tau, t) = 1/2 S_{\text{xo}}(t)\delta(\tau)$[32]。然后，从滤波和移位的双侧输入噪声 PSD $S_x(f)$[33] 中可以获得采样输出的单边噪声 PSD。直流输入信号条件下的 ADC 的输出码可以测量得到相对于输入的参考噪声 PSD 估计值，即 $S_{\text{ADC}}(f)$。输入采样器的噪声和转换器的量化噪声加到输入参考噪声 PSD 中，得到总的输入噪声 PSD $S_{\text{total}}(f) = S_{\text{sample}}(f) + S_{\text{ADC}}(f) + S_q(f)$，其中 $S_{\text{sample}}(f) = (kT/C_s)/(f_s/2)$ 是输入采样器在奈奎斯特范围内 $(0 \leq f_{\text{Neuron}} \leq f_s/2)$ 的噪声 PSD，$S_q(f) = (V_{\text{LSB}}^2/12)/(f_s/2)$ 是 ADC 的量化噪声。

5.3　用于工艺偏差分析的随机 MNA

器件偏差效应限制是稳健电路设计的基本问题，对其的评估已成为众多研究的主题。文献 [34–36] 提出了几种器件偏差模型，相应地，文献 [37–42] 也提出了一些用于统计电路仿真的计算机辅助设计（Computer-Aided Design，CAD）工具。一般来说，电路设计针对参数良率进行了优化，以使得大多数制造的电路满足性能规格。良率估计的计算成本和复杂性，以及设计过程的迭代性质，使得良率最大化在计算上成为不可能。所以，电路设计的验证使用对应于最坏情况下的一组工艺参数来进行。最坏情况分析指的是在这些最坏情况下确定工艺参数值以及相应的最坏情况电路性能值的过程。就设计人员的付出来说，最坏情况分析效率很高，因此已成为最广泛应用的统计分析和验证技术。现有的最坏情况容差分析算法分为四大类：工艺角技术、区间分析、基于灵敏度的顶点分析和蒙特卡罗模拟。

最常见的方法是工艺角技术。在这种方法中，导致最差性能的每个工艺参数值都是独立选择的。该方法忽略了工艺参数之间的相关性，同时将每个工艺参数同时设置为其极值会导致在工艺参数的联合概率密度的尾部进行模拟。因此，获得的最坏情况性能值极其悲观。区间分析在计算上是高效的，但是会导致高估的结果，由于区间操作数之间的依赖性所导致的难以处理的区间扩展，计算出的响应空间包含

第 **5** 章

了实际的响应空间。区间分割技术已被用来减少区间扩张，但代价是计算复杂性较高。传统的顶点分析假设最坏情况参数集位于参数空间的顶点，因此可以通过在参数空间的所有可能顶点处结合电路仿真结果来计算响应空间。给定一个有 M 个不确定参数的电路，这将导致一个 2^M 的仿真问题。为了进一步降低仿真复杂度，在标称参数条件下的灵敏度信息用于找到对应于电路响应最坏情况的顶点。蒙特卡罗算法采用从每个工艺参数范围内选择的值的随机组合反复执行电路模拟。从中可以估计出具有统计特征的响应。不幸的是，如果模拟的迭代次数不是很大，蒙特卡罗模拟总是低估容差范围。精确地确定响应的边界需要大量的模拟，因此如果芯片变大，蒙特卡罗方法将非常耗费 CPU 时间。用于受偏差影响的电路统计分析的其他方法，例如基于埃尔米特多项式混沌 [43] 或响应面的方法，能够以牺牲实验预处理阶段 [44] 的设计为代价，比蒙特卡罗方法执行得快得多。在这一节中，电路被描述为一组随机微分方程（Stochastic Differential Equation，SDE），并引入高斯闭合近似以获得力矩方程的闭合形式。即使随机变量不是严格的高斯变量，二阶概率特征也能为大多数实际问题提供足够的信息。

现代集成电路通常具有非常高的复杂性和封装密度。这种电路的数值模拟需要能够自动生成网络方程的建模技术。此外，描述网络的独立网络变量的数量应该尽可能少。电路模型必须满足两个相互矛盾的要求：它们必须尽可能正确地描述电路的物理行为，同时足够简单以保持足够小的计算时间。取决于要描述的效应，模型的级别从简单的代数方程到常微分方程和偏微分方程，再到玻耳兹曼方程和薛定谔方程。由于属于一个电路的网络元件数量很大（多达数百万个元件），因此描述仅限于使用相对简单的模型。为了尽可能精确地进行物理描述，所谓的紧凑模型代表了网络仿真的首选。像晶体管这样的复杂器件是由包含基本网络元件的小电路来建模的，这些基本网络元件仅用代数和 ODE 来描述。这种替换电路的发展形成了自己的研究领域，现在已经发展为超过 500 个参数的晶体管模型。在一定程度上满足这两种需求的行之有效的方法是用带有分支和节点的图来描述网络。引入支路电流、支路电压和节点电位作为变量。节点电位定义为相对于一个参考节点（通常是地节点）的电压。每个网络元件的物理行为由其分支电流和分支电压之间的关系来建模。为了完成网络模型，必须考虑元件的拓扑结构。假设电路元件之间的电连接是理想的导体，节点是理想的和集中的，拓扑可以用基尔霍夫定律来描述（进入一个节点的所有支路电流之和等于零，回路中所有支路电压之和等于零）。一般来说，对于时域分析，改进节点分析（Modified Nodal Analysis，MNA）法会得到一个非线性的 ODE 或微分代数方程组，在大多数情况下，这个方程组会通过线性多步积分方法转化为一个非线性代数方程组 [45,46]，在每个积分步骤中，都会使用一个类似牛顿法的方法来求解这个非线性代数方程组（见附录）。因此，从数值的角度来看，在牛顿法的每次迭代和时域分析的每个时刻，动态电路建模的方程都被转换成等效的线性方程。于是，非线性动态电路的时域分析是由多个线性电路在特定操作点逼近原（非线性和动态）电路的连续解组成的。

考虑一个有 $N+1$ 个节点和 B 个电压控制支路（两端电阻、独立电流源、电压控制 n 端口器件）的线性电路，电压控制 n 端口器件归入集合 B。然后我们引入源电流向量 $\hat{i} \in R^B$，支路电导矩阵 $G \in R^{B \times B}$。假设每个支路（每个端口对应一个支路）是按元素顺序排列的，矩阵是块对角的：每个 1×1 块对应一个端口的电导，在任何情况下都是非零的，而 $n \times n$ 块对应电压控制的 n 端口器件的电导矩阵。更详细地说，$n \times n$ 块的对角线分量可以是零，在这种情况下，同一行或同一列的非零非对角线分量对应于压控电流源（VCCS）。现在，考虑 MNA 和电路嵌入（除了电压控制元件，独立的电压源，其余类型的控制源和工艺偏差源）。将 B 组分支分为两个互补子集：电压控制分支的 $B_v(v)$ 和电流控制分支的 $B_c(c)$。

将传统节点分析（Nodal Analysis，NA）扩展到 MNA[46]，将 c 支路的电流作为进一步的未知数加入，并在 NA 系统中附加相应的分支方程。$N \times B$ 关联矩阵 A 可分割为 $A = [A_v\ A_c]$，其中 $A_v \in R^{N \times B_v}$，$A_c \in R^{N \times B_c}$。与传统的 NA 一样，采用电导子矩阵 $G \in R^{B_c \times B_v}$ 表示 v 支路的关系见下面的公式：

$$i_v = Gv_v \tag{5.5}$$

而 c 支路的特性，包括独立的电压源和除 VCCS 之外的受控源，由隐式方程表示为

$$B_c v_c + R_c i_c + \hat{v}_c + F_c \eta = 0 \tag{5.6}$$

式中，B_c、R_c、$F_c \in R^{B_c \times B_c}$、$v_c = (A^T v_c) \in R^{B_c}[45]$ 和 $\eta \in R^{B_c}$ 是一个随机向量，用于说明式（5.4）中定义的器件偏差。这些定义与目前使用的模拟器中采用的定义一致，足以适用于各种电路。请注意，从实际使用的角度来看，用户可能只对一段时间内的电压变化感兴趣，或者对一段时间内的最坏情况感兴趣。一旦已知任何给定时间实例的变化，就可以获得该信息。使用上述符号，式（5.5）和式（5.6）可以简化写成

$$F(q', q, t) + B(q, t) \times \eta = 0 \tag{5.7}$$

式中，$q = [v_c, i_v]^T$ 是随机过程的向量，代表电路的状态变量（例如节点电压）；η 是广义平稳过程的向量；$B(q, t)$ 是一个 $N \times B_c$ 矩阵，这一项是状态 q 的函数，也可能是 t 的函数，$B(q, t)$ 的每一列对应于 η，通常有一个或两个非零项。每一行对应于一个电感器或电压源的节点方程或分支方程。方程（5.7）代表了一个非线性 SDE 系统，它形成了一个随机代数和微分方程系统，描述了当随机源 η 设置为零时，产生的非线性电路动力学的 MNA 方程。求解方程（5.7）相当于确定随机向量 $q(t)$ 在每个时刻 t 的概率密度函数。随机变量 q 的概率密度为

$$P(q) = |\Gamma(q)| \, N\left(h^{-1}(q) \,|\, m, \Sigma\right) \tag{5.8}$$

式中，$|\Gamma(q)|$ 是 η 的非线性函数 h 的反变换 $h^{-1}(q)$ 的雅可比矩阵的行列式。然而，由于对非线性 h 它是非高斯的，不可能直接处理该分布。因此，我们需要寻找一个近似，可以发现在分区的空间随机源变量 η 的给定数量的子域，然后求解每个子域方程的分段线性截断泰勒近似。如果子域足够小使得方程在 η 的变化范围内可以考虑为线性的，或子域的非线性足够平滑，甚至于在更广泛的 η 范围内可以被视为线性的，这种情况下可以将部分结果合并作为解决原来问题的近似解。

假设在点 $x_0 = x\,(\eta_0,\,t)$ 附近进行线性化，并且随着变量 $\xi = x - x_0 = [(q - p_0)^{\mathrm{T}}, (\eta - \eta_0)^{\mathrm{T}}]^{\mathrm{T}}$ 的变化，x_0 中式（5.7）的一阶泰勒分段线性化可得到

$$P(x_0)\xi' + \left(K(x_0) + P'(x_0)\right)\xi = 0 \tag{5.9}$$

式中，$K(x) = B'(x)$，$P(x) = F'(x)$。瞬态分析只需要式（5.7）的确定性版本的解，例如通过常规电路模拟，以及式（5.9）能够处理随机线性 SDE 的方法，该方法仅通过初始条件代入。由于式（5.9）是 ξ 中的线性齐次方程，它的解总是与 $\eta - \eta_0$ 成正比。我们可以将式（5.9）改写为

$$\xi'(x_0) = E(x_0)\xi_0 + F(x_0)\eta_0 \tag{5.10}$$

方程（5.10）是一个在狭义情形下呈线性的 SDE 系统（右边是线性 ξ，并且偏差源的向量的系数相关矩阵是独立于 ξ 的）[47]。这些随机过程具有正则性，可看作是单个样本路径的经典问题的一个族，并可用线性 SDE 理论的经典方法来处理。通过下式扩大每个元素的 $\xi(t)$：

$$\xi_i(t) = \Gamma(t)(\eta - \eta_0) = \sum_{j=1}^{m} \alpha_{ij}(t) \cdot \eta_j \tag{5.11}$$

η 为 m 元素的向量。只要有 $\alpha_j(t)$，$\xi(t)$ 的表达式就是已知的，因此，解的协方差矩阵可以写成

$$\Sigma_{\xi\xi} = \Gamma \Sigma_{\eta\eta} \Gamma^{\mathrm{T}} \tag{5.12}$$

定义 $\alpha_j(t) = (\alpha_{1j}, \ \alpha_{2j}, \ \cdots, \ \alpha_{nj})^{\mathrm{T}}$，$F_j(t) = (F_{1j}, \ F_{2j}, \ \cdots, \ F_{nj})^{\mathrm{T}}$，对 $\alpha(t)$ 的要求是

$$\alpha_j'(t) = E(t)\alpha_j + F(t) \tag{5.13}$$

式（5.13）为常微分方程，可用快速数值方法求解。

5.4　用于噪声分析的随机 MNA

除了决定了电路设计在精度、线性和时序方面的局限性的器件偏差之外，集

成电路器件中与基本过程相关的电子噪声的存在对电子电路的性能形成了基本的限制。电子噪声的存在本质上是由于电荷不是连续的，而是以与电子电荷相等的离散量传递的。这里所考虑的噪声现象是由集成电路器件本身产生的小电流和电压波动引起的，如热噪声、散粒噪声和闪烁噪声。

通过依次考虑每个不相关噪声源并分别计算其在输出端的贡献，可以用小信号等效电路分析电路的噪声性能。假设非线性电路具有时不变大信号激励和时不变稳态大信号波形，且其噪声源和输出噪声均为广义平稳随机过程。将非线性电路围绕固定工作点进行线性化，得到线性时不变网络进行噪声分析。该方法基于互易伴随网络的概念[48]，得到了一种非常高效的噪声分析计算技术，几乎在每个电路模拟器中都可以使用。该方法仅适用于具有固定工作点的电路，不适用于可变偏置条件的电路中的噪声仿真。

在采用线性周期性时变变换的噪声仿真方法[49,50]中，假设非线性电路具有周期性大信号激励和周期性稳态大信号波形，并且噪声源和输出处的噪声都是循环平稳随机过程。对非线性电路在周期稳态工作点周围进行线性化，得到线性的周期时变网络进行噪声分析。然而，这种噪声分析技术只适用于具有周期性激励的有限种类的非线性电路。

时域噪声仿真传统上是基于蒙特卡罗技术[51]的，在该技术中，使用多个不同噪声源采样路径的瞬态分析来模拟含有噪声源的电路。然后，利用仿真得到的数据，计算噪声的概率特征。然而，准确地确定噪声成分需要大量的仿真，因此，如果芯片变大，蒙特卡罗方法就会耗费大量的 CPU 时间。从理论上讲，为了准确地建模散粒和热噪声源，瞬态分析中的时间步长被限制在非常小的范围内，使得仿真的效率非常低。

在这一节中，我们把噪声看作一个非平稳随机过程，并介绍了一个 SDE 的 Itô 系统来方便地表示这个过程。考虑到反向欧拉变换应用于该矩阵时的方差 - 协方差矩阵可以写成连续时间李雅普诺夫矩阵形式，我们进而给出了该线性时变方程组的数值解。我们采用了 [31] 中定义的模型描述，其中热噪声和散粒噪声表示为在每个时间点上具有独立值的 δ 相关噪声过程，建模为调制白噪声过程。这些噪声过程对应于集成电路器件模型中包含的电流噪声源。数值实验数据表明，SDE 自适应方案的收敛性和稳定性分析可以扩展到控制不同误差测量的一些复杂方法上，我们采用自适应策略，该策略可作为一种适用于时间伸缩微分方程的固定时间步长算法。此外，自适应特性也为显式时间积分器构造的算法提供了稳定性，从而比固定时间步长的算法[52]具有更好的定性性能。

白噪声过程 X 的固有性质从根本上不同于广义平稳随机过程，如静态制造偏差，从而不能像 5.3 节中那样使用类似的微分运算作为微分方程处理。描述不规则和快速波动（例如白噪声 X）随机影响的随机过程的 MNA 公式可以写成

$$F\left(r',r,t\right)+B(r,t)\times\chi=0 \tag{5.14}$$

式中，r 是代表电路状态变量（例如节点电压）的随机过程的向量；χ 是白高斯过程的向量；而 $B(r, t)$ 是噪声源向量的状态和时间相关调制。由于信号中噪声含量的大小比任何功能电路中信号本身的大小小得多，式（5.14）中描述的非线性 SDE 系统可以在 5.3 节中提到的类似假设下分段线性化。包括噪声内容描述，式（5.10）可以用一般形式表示为

$$\lambda'(t)=E(t)\lambda+F(t)\chi \tag{5.15}$$

式中，$\lambda=[(r-r_0)^T, (\chi-\chi_0)^T]^T$。我们把式（5.15）解释为 SDE 的 Itô 系统。现在以更自然的微分形式重写式（5.15）

$$\mathrm{d}\lambda(t)=E(t)\lambda\mathrm{d}t+F(t)\mathrm{d}w \tag{5.16}$$

我们用维纳过程的向量 w 替换 $\mathrm{d}w(t)=\chi(t)\mathrm{d}t$。如果函数 $E(t)$ 和 $F(t)$ 是可衡量的且与关注的时间区间是对应的，对于每一个初始值 $\lambda(t_0)$[47] 存在一个唯一的解。如果 λ 是一个高斯随机过程，那么它可以完全用其均值和相关函数描述。Itô 定理的随机微分如下式所示：

$$\mathrm{d}\left(\lambda(t)\lambda^T(t)\right)/\mathrm{d}t=\lambda(t)\cdot\mathrm{d}\left(\lambda^T(t)\right)/\mathrm{d}t+\mathrm{d}(\lambda(t))/\mathrm{d}t\cdot\lambda^T(t)+F(t)\cdot F^T(t)\mathrm{d}t \tag{5.17}$$

用式（5.16）展开式（5.17），注意 λ 和 $\mathrm{d}w$ 是不相关的，初始值为 $K(0)=E[\lambda\,\lambda^T]$ 的 $\lambda(t)$ 的方差协方差矩阵 $K(t)$ 可以用微分李雅普诺夫矩阵方程形式表示如下 [47]

$$\mathrm{d}K(t)/\mathrm{d}t=E(t)K(t)+K(t)E^T(t)+F(t)F^T(t) \tag{5.18}$$

对于大多数集成电路，噪声变量的均值总是零。考虑到 $K(t)$ 的对称性，式（5.18）代表一个具有时变参数的线性 ODE 系统，为了获得数值解，式（5.18）需要进行合适的时间离散化，如使用任何线性多步方法，或龙格 - 库塔法。对电路仿真来讲，隐式线性多步法，特别是梯形法和逆向微分公式是最合适的方法 [53]。对式（5.18）应用后向欧拉法，微分李雅普诺夫矩阵方程可以写成一种特殊形式，称为连续时间代数李雅普诺夫矩阵方程：

$$P_r K\left(t_r\right)+K\left(t_r\right)P_r^T+Q_r=0 \tag{5.19}$$

通过求解方程（5.19）中的线性方程组来计算时间点 t_r 处的 $K(t)$。这类连续时间李亚普诺夫方程有一个唯一的解 $K(t)$，它是对称的和半正定的。

对于代数李雅普诺夫矩阵方程的求解，已经提出了几种迭代技术。方程（5.19）出现在矩阵 P_r 较大且稀疏的某些特定问题中，如巴特尔 - 斯图尔特算法 [58] 和哈马林方法 [47]，这仍然是在中小系统中直接计算方程（5.19）解 $K(t_r)$ 的乔莱斯基因子的唯一参考方法。巴特尔 - 斯图尔特算法的后向稳定性分析，参见文献 [59]。

这些方法对广义李雅普诺夫方程的扩展在[60]中有所描述。在巴特尔 - 斯图尔特算法中，首先通过豪斯霍尔德变换将 P_r 简化为高阶海森堡形式，然后将 QR 算法应用于海森堡形式以计算实舒尔分解[61]，从而将方程（5.19）变换为三角系统，该三角系统可以通过矩阵 P_r 的前向或后向替换来有效地求解

$$S = U^T P_r U \tag{5.20}$$

式中，实舒尔形式 S 是上准三角的，U 是正交的。我们对实际情况的公式利用了类似的方法。每一步都将变换矩阵累加形成 $U^{[58]}$。如果我们现在设

$$\tilde{K} = U^T K(t_r) U \tag{5.21}$$
$$\tilde{Q} = U^T Q_r U$$

则式（5.19）变为

$$S\tilde{K} + \tilde{K}S^T = -\tilde{Q} \tag{5.22}$$

为了找到唯一解，我们将式（5.20）划分为

$$S = \begin{bmatrix} S_1 & s \\ 0 & v_n \end{bmatrix} \quad \tilde{K} = \begin{bmatrix} K_1 & k \\ k^T & k_{nn} \end{bmatrix} \quad \tilde{Q} = \begin{bmatrix} Q_1 & q \\ q^T & q_{nn} \end{bmatrix} \tag{5.23}$$

式中，S_1、K_1、$Q_1 \in R^{(n-1) \times (n-1)}$；$s$，$k$，$q \in R^{(n-1)}$。式（5.20）中的系统给出了三个方程：

$$(v_n + \bar{v}_n) k_{nn} + q_{nn} = 0 \tag{5.24}$$

$$(S_1 + \bar{v}_n I) k + q + k_{nn} s = 0 \tag{5.25}$$

$$S_1 K_1 + K_1 S_1^T + Q_1 + sk^T + ks^T = 0 \tag{5.26}$$

k_{nn} 可以从式（5.23）中获得，并设置在式（5.24）中以求解 k。一旦 k 已知，式（5.25）就变成李雅普诺夫方程，其结构与式（5.22）相同，但阶数为（$n-1$），如下所示：

$$S_1 K_1 + K_1 S_1^T = -Q_1 - sk^T - ks^T \tag{5.27}$$

我们可以对式（5.26）应用相同的过程，直到 S_1 达到 -1 阶。注意在这个过程的第 k 步（$k=1,2,\cdots,n$），$i=1,\cdots,n$ 的条件下，我们可以得到一个长度为（$n+1-k$）的唯一解向量和一个（$n-k$）阶的降三角矩阵方程。因为 U 是正交的，一旦式（5.22）解出了 $\tilde{K}$，那么 $K(t_r)$ 可以用下式计算得到：

$$K(t_r) = U\tilde{K}U^T \tag{5.28}$$

大型稠密李雅普诺夫方程可以通过基于符号函数的技术来求解[61]。另外也可以采用与矩阵多项式相关的 Krylov 子空间方法[62]。

相对较大的稀疏李雅普诺夫方程可以通过迭代方法求解，例如文献 [63]。这里，我们应用迭代方法 [64] 的低秩版本，它与有理矩阵函数相关。李雅普诺夫方程式（5.19）的假设迭代由 $K(0) = 0$ 给出，并且

$$\left(P_\mathrm{r} + \gamma_i I_n\right) K_{i-1/2} = -Q_\mathrm{r} - K_{i-1}\left(P_\mathrm{r}^\mathrm{T} - \gamma_i I_n\right)$$
$$\left(P_\mathrm{r} + \overline{\gamma}_i I_n\right) K_i^\mathrm{T} = -Q_\mathrm{r} - K_{i-1/2}^\mathrm{T}\left(P_\mathrm{r}^\mathrm{T} - \overline{\gamma}_i I_n\right)$$

（5.29）

对于 $i=1$，2，…，该方法产生一系列矩阵 K_i，只要迭代移位参数 γ_i 被最（次）优地选择，这些矩阵通常非常快地收敛到解。为了更有效地实现该方法，我们用它们的乔莱斯基因子代替迭代，即 $K_i = L_i L_i^H$，并且使用因子 L_i 重构。低秩乔莱斯基因子 L_i 不是唯一确定的。产生它们的方法多种多样 [64]。

不需要事先确定迭代步骤数 i_max。然而，如果李雅普诺夫方程尽可能精确地求解，那么对于稍大于机器精度的较低的停止条件，通常会得到正确的结果。

5.5 多通道神经记录界面的单位面积功耗优化

5.5.1 功耗优化

随机工艺偏差对所制造电路的设计参数和良率有很大的影响。考虑到不同的工艺，我们将良率定义为制造出来的集成电路满足所有规格的百分比

$$y(d) = E\left\{y(d, p_z) \mid \mathrm{pdf}(p_z)\right\}$$

（5.30）

式中，$E\{.\}$ 为期望值；每个向量 d 的上下界由具有概率密度函数 $\mathrm{pdf}(p_z)$ 的工艺偏差 p_z 确定。确定性可设计参数 d_r，$r = 1$，…，v_d，例如偏置电压和电流、晶体管宽度和长度、电阻、电容，由矢量 $d \in D$ 表示，其中 D 是可设计参数空间。设电路的总面积为 $A_\mathrm{total} = \Sigma_k (x_k A_k)$，其中 A 是晶体管或分立元件（电阻或电容）的面积；k 是电路中所有晶体管或分立元件的下标；x 是尺寸因数（$x \geqslant 1$）。然后，优化问题可以被公式化为对设计点的搜索，该设计点对于设计空间 D 中的 $1 \leqslant j \leqslant m$，在具有下限 a_j 和上限 b_j 的确定性可设计参数 D 上最小化总功率 P_total $1 \leqslant c \leqslant l$，服从具有界限 ξ 的最小良率要求 y：

$$\min_{d \in D(P_\mathrm{total})} P_\mathrm{total}(d) \quad 1 \leqslant c \leqslant l$$

在以下条件时成立：

$$a_j \leqslant d \leqslant b_j \quad 1 \leqslant j \leqslant m$$
$$y(d, p_z) \geqslant 1 - \xi \forall d \in D(P_\mathrm{total})$$
$$x_k = 1 \forall k \in \{1, 2, \cdots, q\}$$

（5.31）

设 $D(P_\mathrm{total})$ 为所有有效设计变量向量 d 的紧集，使 $P_\mathrm{total}(D) = P_\mathrm{total}$。假设可设计的

参数空间 D 是紧的，当问题有一个有限的最小值时，它在实际应用中并不是真正的限制。这种方法的主要优点是它的通用性：它对 p 的分布和数据如何进入约束没有限制。我们可以把算法大致分成两个步骤：良率实现及目标函数优化。如果，作为一种近似，我们将 $D(P_{total})$ 限制为 P_{total} 的一个最佳导数，那么我们得到结构化感知器算法 [65]。在给定主动约束（包括最优功耗预算和最小运行频率）的情况下，式（5.31）可以通过使用切割平面方法，通过迭代生成低维子空间的可行区域的最小化序列有效求解 [66]。

统计良率约束问题需要一些机制来量化与结果的可靠性，并取得如式（5.31）所示的良率约束问题的真正最优值。我们定义了一个概率可靠界 Prob $\{a_j \leqslant d \leqslant b_j;$ $1 \leqslant j \leqslant m)$ 为随机量：

$$\xi := \arg\max_{\gamma \in [0,1]} \{\gamma : \sum_{r=0}^{\Delta} \binom{v}{r} \gamma^r (1-\gamma)^{v-r} \geqslant \delta \qquad （5.32）$$

式中 $1\sim\delta$ 是所需的置信水平。给定候选解 $d \in \Phi(P_{total})$，概率 Prob (d) 估计为 Δ/v，其中 Δ 是违反良率约束的次数，m 是实现 $p_z \in \{p_1, \cdots, p_g\} \in \Omega$ 的次数。由于概述的步骤仅涉及量 y 的计算，因此可以在大样本量 v 的情况下执行，因此，d 的可行性可以用高可靠性进行评估，前提是边界 ξ 在实际假设范围内。

5.5.2 单位面积功耗优化

功率优化问题涉及改变设计点以优化功率，受其他约束、二次性能度量和可设计参数边界的影响。对于测量单位面积功耗（PPA），我们量化了满足目标性能的最小功率设计，同时考虑了面积缩放的影响。PPA 表现取决于工艺和工作条件、电路规格和技术的 V_T 选项。我们可以把这个多准则电路性能优化问题表示为

$$\min_{d \in D(P_{total})} \text{PPA}(d) \quad 1 \leqslant c \leqslant l$$

在以下条件时成立：
$$a_j \leqslant d \leqslant b_j \quad 1 \leqslant j \leqslant m \qquad （5.33）$$
$$y(d, p_z) \geqslant 1 - \xi \forall d \in \mathcal{D}(P_{total})$$
$$1 \leqslant x_k \ \forall k \in \{1, 2, \cdots, q\}$$

PPA 多准则优化问题首先转化为最小值 - 最大值问题 [67]：

$$\min_{1 \leqslant c \leqslant L} \max_{d \in \mathcal{D}(P_{total})} \text{PPA}(d)$$

在以下条件时成立：
$$a_j \leqslant d \leqslant b_j \quad 1 \leqslant j \leqslant m \qquad （5.34）$$
$$y(d, p_z) \geqslant 1 - \xi \forall d \in \mathcal{D}(P_{total})$$
$$1 \leqslant x_k \quad \forall k \in \{1, 2, \cdots, q\}$$

第 **5** 章

PPA 值在任意设计点转化为性能分数 s，然后利用分数 s 计算电路质量的总体指标，记为 PPA $(d;s)$，这是设计优化的目标函数。因此，将约束多准则优化转化为单目标函数优化 [67]。从而得到优化问题的一般形式

$$\min_{d \in D(P_{total})} PPA(d;s)$$

在以下条件时成立：

$$a_j \leq d \leq b_j \quad 1 \leq j \leq m$$
$$y(d, p_z) \geq 1 - \xi \forall d \in \mathcal{D}(P_{total})$$
$$1 \leq x_k \quad \forall k \in \{1, 2, \cdots, q\}$$

（5.35）

为了开始优化问题，首先根据功率预算相对于性能函数的优先级选择设计指标。如果我们假设 对于 $i \in \{1, \cdots, N\}$，，$\Delta(P_{total}, P_{total,i}) > 0$，那么分数 s 可以紧凑地写成一组非线性约束

$$\forall i : \min_{d \in D(P_{total})} \left\{ PPA\left(d, \Psi\left(y_i, P_{total}\right)\right)\right\} < PPA\left(d, \Psi\left(y_i, P_{total,i}\right)\right)$$

（5.36）

式中，ψ 是给定应用中性能函数的组合特征表示。我们用 $|D|-1$ 线性不等式代替式（5.36）中的每个非线性不等式：

$$\forall i, \forall P_{total} \in D : PPA\left(d, \delta\Psi_i\left(P_{total}\right)\right) > 0$$

（5.37）

如果式（5.37）中的不等式系统是可行的，则通常可能有多个解 d。为了获得唯一解，我们选择 $\|d\| \leq 1$ 的 d，其中 s 与下一次最近的分数更新一致不同。用双二次规划（Quadratic Program，QP）表示更新后的分数：

$$\max -\frac{\eta}{2} \left\| \sum_{d \in D(P_{total})} \alpha_d \left(h(d_i) - h(d)\right) \right\|^2$$
$$+ \eta \sum_{d \in D(P_{total})} \alpha_d PPA_i\left(d, d_i; \delta\Psi_i\left(P_{total}\right)\right)$$
$$条件是 \sum_{d \in D(P_{total})} \alpha_d = 1 \quad \alpha_d \geq 0 \quad \forall d \in D(P_{total})$$

（5.38）

式中，η 是步长，对标注 $d \neq d_i$ 施加约束的拉格朗日乘数和 $h(d)$ 是设计变量向量 d 的特征向量。为了找到局部最大值和最小值，我们反复选择 d 的一对导数并优化它们的对偶（拉格朗日）变量。对偶规划公式比原始 QP 有两个主要优势：由于对偶程序仅由 ψ 定义的内积决定，因此它允许使用内核函数，此外对偶程序的约束矩阵支持问题分解。在序列结束时，类似于结构化感知器算法，我们对每次迭代中获得的所有得分向量 s 进行平均 [65]。

5.6　实验结果

　　所有实验结果均在单处理器 Ubuntu Linux 9.10 系统上进行，该系统采用英特尔酷睿 2 双核处理器 2.66GHz 主频和 6 GB 内存。在 Cadence Specter 中使用 90nm CMOS 模型文件模拟电路网表。用 PERL 脚本处理模拟数据点，并反馈到 MAT-LAB 代码中。图 5.2 所示为评估的前端神经记录接口。测试数据集（见图 5.3a）基于来自人类新皮层和基底神经节的记录，然而，所提出的优化框架与任何马尔可夫过程确定性神经元模型兼容。在图 5.3b 中，我们示出了由尖峰脉冲串和生物噪声组成的神经元信号的统计电压波形。

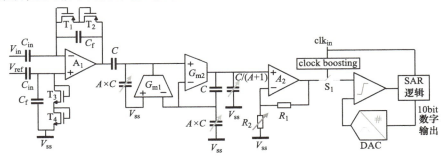

图 5.2　前端神经记录接口示意图，包括 LNA、带通滤波器、PGA 和 SAR ADC

　　模拟设计面积的减少通常意味着权衡，其中最常见的是噪声的增加。幸运的是，接口的输入等效噪声电压随着放大级增益的增加而降低如图 5.3c 所示，例如，信号功率与其噪声方差的二次方之比可以表示为

$$SNR = F_{\Sigma}^2 / [\sigma_{neural}^2 + \sigma_{electrode}^2 + \Sigma_i(\Pi_j G_j^{-1})\sigma_{amp,i}^2]$$，其中 F_{Σ} 是总信号功率；$\sigma_{amp,i}^2$ 代表由第 i 级放大级添加的噪声随增益 G_j 的方差；$\sigma_{electrode}^2$ 是电极噪声的方差；σ_{neural}^2 是生物神经噪声的方差。SAR ADC 速度的下限主要取决于该工艺的栅极延迟和 kT/C 噪声乘以一次转换所需的 SAR 周期数。SAR 在全奈奎斯特频带（$0 \leq f_{Neuron} \leq f_s/2$）上的最大信噪比位分辨率（对于有效热阻 R_{eff} 的给定值），该给定值将所有噪声（例如热噪声、散粒噪声、1/f 噪声和输入等效噪声）的影响相加）表示为

$$N_{noise} = \log_2[V_{FS}^2/(6kTf_sR_{eff})]^{1/2} - 1$$ 其中 V_{fs} 输入信号和 f_s 是采样频率。后端信号处理单元中神经脉冲分类的精度随着 ADC 分辨率的增加而直接提高，尽管它在超过 5~6bit 分辨率后饱和，最终受到 SNR 的限制。

　　然而，由于观察到的脉冲信号的幅度通常可以相差一个数量级，如果放大增益固定，则需要额外的分辨率（即 2~3bit）。此外，提高 ADC 的采样速率可以提高脉冲分类精度，因为这样可以捕获更精细的特征，进一步区分信号。根据电路特性，如功耗、带宽、增益、线性度等，每个设计的 PPA 比都不同。约束和目标的封闭形式符号表达式被传递给优化算法。设计启发法被用来提供一个良好的初始点。优化

方法的总运行时间只有几十秒，在整个模拟 ζ 范围内（ $10^{-3}\sim10^{-1}$ ），达到停止标准所需的迭代次数从不超过 6 次。

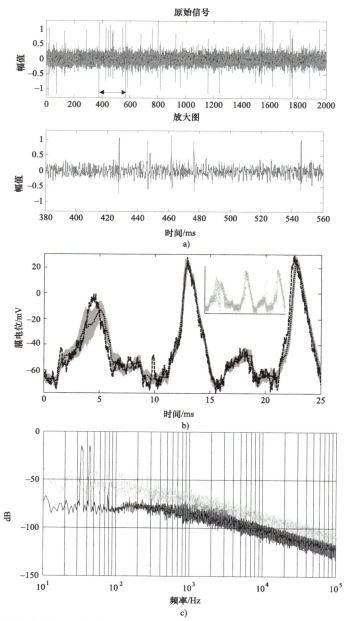

图 5.3 a）y 轴任意的测试数据集，其放大后的原始信号（未进行增益校正） b）原始信号放大图 c）SAR ADC 的双频谱测试的频谱特征（标称增益下的黑色区域频谱内容，增益降低 20% 的灰色区域频谱，相当于动态范围内的 4LSB 损耗）（©IEEE2015）

　　图 5.4a 所示为电路面积、采样频率和 PPA 的设计权衡图。绘制了最坏情况设计（the Worst Case Design，WCD）和二次规划优化（Quadratic Program Optimized approach，QPO）方法的面积和样本频率曲线。设计的归一化 PPA 比例表现为面积 - 采样频率曲线的交点。在给定的电路面积下，优化设计得到了比相应的 WCD 更高的性能。对于给定的输入和输出约束，位于最低交点上的点的功率效率最高，并且表示相关的 PPA 曲线。在相同的良率约束条件下，优化得到了给定功耗下一致较优的信号带宽曲线。改进是由物理过程变化的基础结构决定的。如果不相关的偏差的量增加，即芯片内的偏差与芯片间的偏差相比增加，则优化能促进的良率增加提升。同样，为了在面积减少时保持恒定的功率效率，电路噪声和电流电压效率需要保持恒定。神经接口前端功耗随着采样率增加呈线性增加。

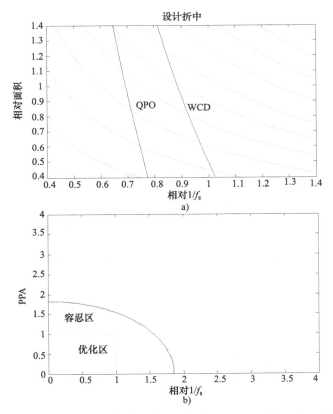

图 5.4　a）用 QPO 和 WCD 优化神经记录通道的面积、采样频率和 PPA 折中，iso-PPA 显示为叠加图（©IEEE 2015）　b）优化的 PPA 与相对采样频率的曲线图

　　两个增益级的恒功率、面积和增益曲线如图 5.5a 所示。总面积以双曲线形式表示，而椭圆曲线则定义了总电流 I_{Dtotal}。晶体管偏置点（g_m/I_D）越大对应更大的电

流和更小的晶体管。相反，如果减小电流，增益（由于 g_m/I_D 更大）和总面积增加。图 5.5b 所示为最佳 PPA 相对（给定）增益的位置。神经接口增益级的功耗随增益的增大成正比增加。

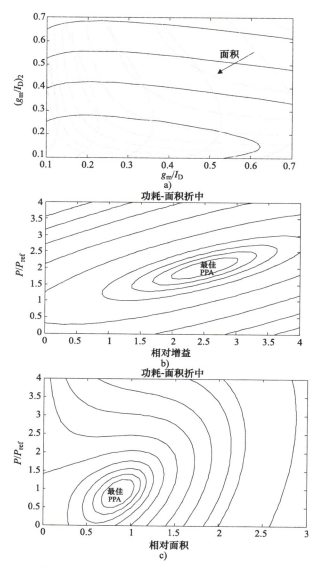

图 5.5 a）两级 g_m/I_D 对照恒定增益（平面）、恒定面积（普通双曲线）和恒定电流（虚线椭圆）等值线 b）标准化等值线显示最佳 PPA 与相对增益的关系（©IEEE 2015） c）标准化等值线显示最佳 PPA 与相对面积的关系

通常情况下，理想的高 g_m 是以增加偏置电流 (增加功耗) 或面积 (宽晶体管) 为代价的。然而，对于非常短的沟道，载流子速度很快达到饱和极限，在这个极限处 g_m 也会饱和，变得与栅长或偏置无关。通过开环残差放大器[68]、基于比较器的开关电容电路[69]、相关电平移位电路[70]，可以缓解固有增益的退化。图 5.5c 显示了最大良率参考设计点下的最佳 PPA 相对于相对面积的位置。偏移量和静态精度在很大程度上取决于名义上相同的器件之间的匹配程度。然而，这种误差通常随着器件面积的增大而减小。可以试用一些规则[71]确保充分的匹配，匹配器件在布局时应具有相同的结构和周围环境，使用相同的材料，具有相同的方向和温度，匹配器件之间的距离应最小。

在表 5.1 中，将跨神经接口芯片的 WCD 与优化方法的结果进行了比较。为最大 WCD 频率设计的 QP 优化的电路面积减小在 9%~19% 之间，平均为 16%。在相同频率下，优化后的总功耗可降低 21%。对称电路的优化空间受到限制，从而限制了优化所获得的额外的功耗减小，特别是在高良率的情况下。

表 5.1　99% 良率的算法性能总结

设计	面积		PPA		P_{total}/ 通道 /μW		SNR (100Hz~10kHz) [dB]/ 通道	
	WCD /mm²	QPO (相对)	WCD	QPO (相对)	WCD 慢，中，快 /μW	QPO (相对)	WCD 慢，中，快 /dB	QPO (相对)
LNA	0.096	0.86	1	0.86	7.12, 7.15, 7.16	0.81	57.44, 59.65, 61.22	1.18
LPF	0.052	0.78	1	0.82	8.64, 8.84, 8.94	0.74	56.23, 57.76, 58.44	1.21
HPF	0.066	0.85	1	0.84	5.47, 5.65, 5.71	0.82	55.86, 57.69, 58.55	1.19
PGA	0.058	0.91	1	0.92	9.56, 9.76, 9.82	0.79	58.54, 59.34, 60.26	1.23
SAR_comp	0.036	0.86	1	0.91	3.14, 3.21, 3.24	0.83	55.46, 57.52, 58.21	1.24

第 5 章

（续）

	面积		PPA		P_{total}/通道 /μW	SNR (100Hz~10kHz) [dB]/ 通道		
SAR$_{DAC}$	0.074	0.92	1	0.96	3.56, 3.69, 3.72	0.87	57.21, 59.67, 60.93	1.19
SAR$_{logic}$	0.042	0.81	1	0.87	4.52, 4.56, 4.57	0.81	61.94, 63.21, 64.32	1.25
Total	0.424	0.76	1	0.81	42.01, 42.86, 43.16	0.82	54.76, 56.21, 57.48	1.16
平均（相对）		0.84	1	0.87		0.81		

在接受良率从 99% 下降到 95% 的前提下，由于优化空间更大（表 5.1 未显示），平均可节省多达 32% 的功耗。注意到，在保证良率较高的情况下所需的过大的尺寸会导致更大的面积和更高的功耗。随着良率的增加，公差的减少，在良率的增加与设计和制造的成本之间需要有一个令人满意的平衡。因此，工艺偏差的连续观测和发热监测成为必要 [72]。被测电路的功耗随其带宽和信噪比的增大而增大。芯片耗散功率的极限可以表示为（$8kT$）×f（SNR），其中 f 是 SNR 的递增函数 [73]。此外，神经系统的接口输入受到外部噪声的影响，可以用有效温度来表示。降低噪声以改善信号处理需要大量的受体、通道或神经元，需要额外的电源 [74]。

5.7 结论

集成的神经植入接口通过生物相容性电极与大脑连接，具有高良率的细胞记录、通道数多，记录到神经尖峰数据与（或）场电位信噪比高等特点。计算能力、设计工具和生物相容性电极制造技术的快速进步，使得神经假体能够与单个神经元和神经元网络相连接。然而，随着神经记录接口的功能模块的小型化，在噪声、面积、功率和记录系统的可靠性方面提出了重大的电路设计挑战。在本章中，我们开发了一个良率约束的顺序 PPA 最小化框架，并将其应用于神经记录接口的多变量优化。通过对电路的总尺寸限制，该方法在各类神经记录接口电路中始终能实现较好的 PPA 比率，且电路性能没有损失。我们的方法可以用于任何偏差模型，并且不受任何特定性能约束的限制。在 90nm CMOS 工艺下的实验结果表明，本章提出的数值方法为 PPA 优化问题提供了准确有效的解决方案，降低了 26% 的功耗，减少了 22% 的面积，且没有任何不良影响。

参考文献

1. G. Buzsaki, Large-scale recording of neuronal ensembles. Nat. Neurosci. **7**, 446–451 (2004)
2. F.A. Mussa-Ivaldi, L.E. Miller, Brain-machine interfaces: Computational demands and clinical needs meet basic neuroscience. Trends Neurosci. **26**(6), 329–334 (2003)
3. M. Mollazadeh, K. Murari, G. Cauwenberghs, N. Thakor, Micropower CMOS-integrated low-noise amplification, filtering, and digitization of multimodal neuropotentials. IEEE Trans. Biomed. Circ. Syst. **3**(1), 1–10 (2009)
4. A.M. Sodagar et al., An implantable 64-channel wireless microsystem for single-unit neural recording. IEEE J. Solid-State Circuits **44**(9), 2591–2604 (2009)
5. B.K. Thurgood et al., A wireless integrated circuit for 100-channel charge-balanced neural stimulation. IEEE Trans. Biomed. Circuits Syst. **3**(6), 405–414 (2009)
6. S. Kim, R. Normann, R. Harrison, F. Solzbacher, Preliminary study of the thermal impact of a microelectrode array implanted in the brain, in *Proceedings of IEEE International Conference of Engineering in Medicine and Biology Society* (2006), pp. 2986–2989
7. X. Zou et al., A 100-channel 1-mW implantable neural recording IC. IEEE Trans. Circuits Syst. I. Regul. Pap. **60**(10), 2584–2596 (2013)
8. C. Chae et al., A 128-channel 6 mw wireless neural recording IC with spike feature extraction and UWB transmitter. IEEE Trans. Neural Syst. Rehabil. Eng. **17**(4), 312–321 (2009)
9. R.F. Yazicioglu et al., A 200 W eight-channel EEG acquisition ASIC for ambulatory EEG systems. ieee international solid-state circuits conference digest of technical papers (2008), pp. 164–165
10. J. Lee, H.-G. Rhew, D.R. Kipke, M.P. Flynn, A 64 channel programmable closed-loop neurostimulator with 8 channel neural amplifier and logarithmic ADC. IEEE J. Solid-State Circuits **45**(9), 1935–1945 (2010)
11. X.D. Zou et al., A 1-V 450-nW fully integrated programmable biomedical sensor interface chip. IEEE J. Solid-State Circuits **44**, 1067–1077 (2009)
12. R. Brodersen et al., Methods for true power minimization, in *Proceedings of IEEE International Conference on Computer-Aided Design* (2002), pp. 35–42
13. A. Bhavnagarwala, B. Austin, K. Bowman, J.D. Meindl, A minimum total power methodology for projecting limits on CMOS GSI. IEEE Trans. Very Large Integration (VLSI) Syst. **8**(6), 235–251 (2000)
14. G. Yu, P. Li, Yield-aware hierarchical optimization of large analog integrated circuits, in *Proceedings of IEEE International Conference on Computer-Aided Design* (2008), pp. 79–84
15. F. Schenkel, et al., Mismatch analysis and direct yield optimization by specwise linearization and feasibility-guided search, in *Proceedings of IEEE Design Automation Conference*, pp. 858–863 (2001)
16. T. Mukherjee, L.R. Carley, R.A. Rutenbar, Efficient handling of operating range and manufacturing line variations in analog cell synthesis. IEEE Trans. Comput. Aided Des. Integr. Circuits Syst. **19**(8), 825–839 (2000)
17. A. Zjajo, N. van der Meijs, R. van Leuken, Statistical power optimization of deep-submicron digital CMOS circuits based on structured perceptron, in *Proceedings of IEEE International Conference on Integrated Circuits* (2014), pp. 95–98
18. S. Seth, B. Murmann, Design and optimization of continuous-time filters using geometric programming, in *Proceedings of IEEE International Symposium on Circuits and Systems* (2014), pp. 2089–2092
19. A. Zjajo, C. Galuzzi, R. van Leuken, Sequential power per area optimization of multichannel neural recording interface based on dual quadratic programming, in *Proceedings of IEEE International Conference on Neural Engineering* (2015), pp. 9–12
20. M. Grigoriu, On the spectral representation method in simulation. Probab. Eng. Mech. **8**, 75–90 (1993)
21. M. Loève, *Probability Theory* (D. Van Nostrand Company Inc., Princeton, 1960)
22. R. Ghanem, P.D. Spanos, *Stochastic Finite Element: A Spectral Approach* (Springer, Berlin,

第

5

章

1991)

23. P. Friedberg, Y. Cao, J. Cain, R. Wang, J. Rabaey, C. Spanos, Modeling within-die spatial correlation effects for process-design co-optimization, in *Proceedings of IEEE International Symposium on Quality of Electronic Design* (2005), pp. 516–521

24. J. Xiong, V. Zolotov, L. He, Robust extraction of spatial correlation, in *Proceedings of IEEE International Symposium on Physical Design* (2006), pp. 2–9

25. A. Hodgkin, A. Huxley, A quantitative description of membrane current and its application to conduction and excitation in nerve. J. Physiol. **117**, 500–544 (1952)

26. R.F. Fox, Y.-N. Lu, Emergent collective behavior in large numbers of globally coupled independently stochastic ion channels. Phys. Rev. E. **49**, 3421–3431 (1994)

27. A. Saarinen, M.L. Linne, O. Yli-Harja, Stochastic differential equation model for cerebellar granule cell excitability. PLoS Comput. Biol. **4**(2), 1–11 (2008)

28. A.C. West, J. Newman, Current distributions on recessed electrodes. J. Electrochem. Soc. **138**(6), 1620–1625 (1991)

29. Z. Yang, Q. Zhao, E. Keefer, W. Liu, Noise characterization, modeling, and reduction for in vivo neural recording, in *Advances in Neural Information Processing Systems* (2010), pp. 2160–2168

30. P.R. Gray, R.G. Meyer, *Analysis and Design of Analog Integrated Circuits* (Wiley, New York, 1984)

31. A. Demir, E. Liu, A. Sangiovanni-Vincentelli, Time-domain non-Monte Carlo noise simulation for nonlinear dynamic circuits with arbitrary excitations, in *Proceedings of IEEE International Conference on Computer-Aided Design* (1994), pp. 598–603

32. J.H. Fischer, Noise sources and calculation techniques for switched capacitor filters. IEEE J. Solid-State Circuits **17**(4), 742–752 (1982)

33. T. Sepke, P. Holloway, C.G. Sodini, H.-S. Lee, Noise analysis for comparator-based circuits. IEEE Trans. Circuits Syst. I **56**(3), 541–553 (2009)

34. C. Michael, M. Ismail, *Statistical Modeling for Computer-Aided Design of MOS VLSI Circuits* (Kluwer, Boston, 1993)

35. H. Zhang, Y. Zhao, A. Doboli, ALAMO: an improved σ-space based methodology for modeling process parameter variations in analog circuits, in *Proceedings of IEEE Design, Automation and Test in Europe Conference* (2006), pp. 156–161

36. M. Pelgrom, A. Duinmaijer, A. Welbers, Matching properties of MOS transistors. IEEE J. Solid-State Circuits **24**(5), 1433–1439 (1989)

37. R. López-Ahumada, R. Rodríguez-Macías, FASTEST: a tool for a complete and efficient statistical evaluation of analog circuits, dc analysis. in *Analog Integrated Circuits and Signal Processing*, vol 29, no 3 (Kluwer Academic Publishers, The Netherlands, 2001), pp. 201–212

38. G. Biagetti, S. Orcioni, C. Turchetti, P. Crippa, M. Alessandrini, SiSMA-a statistical simulator for mismatch analysis of MOS ICs, in *Proceedings of IEEE/ACM International Conference on Computer-Aided Design* (2002), pp. 490–496

39. B. De Smedt, G. Gielen, WATSON: design space boundary exploration and model generation for analogue and RF IC design. IEEE Trans. Comput. Aided Des. Integr. Circuits Syst. **22**(2), 213–224 (2003)

40. B. Linares-Barranco, T. Serrano-Gotarredona, On an efficient CAD implementation of the distance term in Pelgrom's mismatch model. IEEE Trans. Comput. Aided Des. Integr. Circuits Syst. **26**(8), 1534–1538 (2007)

41. J. Kim, J. Ren, M.A. Horowitz, Stochastic steady-state and ac analyses of mixed-signal systems, in *Proceedings of IEEE Design Automation Conference* (2009), pp. 376–381

42. A. Zjajo, J. Pineda de Gyvez, Analog automatic test pattern generation for quasi-static structural test. IEEE Trans. Very Large Scale Integr. VLSI Syst. **17**(10), 1383–1391 (2009)

43. N. Mi, J. Fan, S.X.-D. Tan, Y. Cai, X. Hong, Statistical analysis of on-chip power delivery networks considering lognormal leakage current variations with spatial correlation. IEEE Trans. Circuits Syst. I. Regul. Pap. **55**(7), 2064–2075 (2008)

44. E. Felt, S. Zanella, C. Guardiani, A. Sangiovanni-Vincentelli, Hierarchical statistical characterization of mixed-signal circuits using behavioral modeling, in *Proceedings of IEEE*

International Conference on Computer-Aided Design (1996), pp. 374–380

45. J. Vlach, K. Singhal, *Computer Methods for Circuit Analysis and Design* (Van Nostrand Reinhold, New York, 1983)

46. L.O. Chua, C.A. Desoer, E.S. Kuh, *Linear and Nonlinear Circuits* (Mc Graw-Hill, New York, 1987)

47. L. Arnold, *Stochastic Differential Equations: Theory and Application* (Wiley, New York, 1974)

48. R. Rohrer, L. Nagel, R.G. Meyer, L. Weber, Computationally efficient electronic-circuit noise calculations. IEEE J. Solid-State Circuits **6**, 204–213 (1971)

49. C.D. Hull, R.G. Meyer, A systematic approach to the analysis of noise in mixers. IEEE Trans. Circuits Syst. I. Regul. Pap. **40**, 909–919 (1993)

50. M. Okumura, H. Tanimoto, T. Itakura, T. Sugawara, Numerical noise analysis for nonlinear circuits with a periodic large signal excitation including cyclostationary noise sources. IEEE Trans. Circuits Syst. I. Regul. Pap. **40**, 581–590 (1993). Sept

51. P. Bolcato, R. Poujois, A new approach for noise simulation in transient analysis, in *Proceedings of IEEE International Symposium on Circuits and Systems* (1992)

52. J.-M. Sanz-Serna, Numerical ordinary differential equations versus dynamical systems, in *The Dynamics of Numerics and the Numerics of Dynamics*, ed. by D.S. Broomhead, A. Iserles (Clarendon Press, Oxford, 1992)

53. A. Sangiovanni-Vincentelli, Circuit simulation. in *Computer Design Aids for VLSI Circuits* (Sijthoff and Noordhoff, The Netherlands, 1980)

54. P. Heydari, M. Pedram, Model-order reduction using variational balanced truncation with spectral shaping. IEEE Trans. Circuits Syst. I. Regul. Pap. **53**(4), 879–891 (2006)

55. M. Di Marco, M. Forti, M. Grazzini, P. Nistri, L. Pancioni, Lyapunov method and convergence of the full-range model of CNNs. IEEE Trans. Circuits Syst. I. Regul. Pap. **55**(11), 3528–3541 (2008)

56. K.H. Lim, K.P. Seng, L.-M. Ang, S.W. Chin, Lyapunov theory-based multilayered neural network. IEEE Trans. Circuits Syst. II Express Briefs **56**(4), 305–309 (2009)

57. X. Liu, Stability analysis of switched positive systems: a switched linear copositive Lyapunov function method. IEEE Trans. Circuits Syst. II Express Briefs **56**(5), 414–418 (2009)

58. R.H. Bartels, G.W. Stewart, Solution of the matrix equation $AX + XB = C$. Commun. Assoc. Comput. Mach. **15**, 820–826 (1972)

59. N.J. Higham, Perturbation theory and backward error for $AX - XB = C$. BIT Numer. Math. **33**, 124–136 (1993)

60. T. Penzl, Numerical solution of generalized Lyapunov equations. Adv. Comput. Math. **8**, 33–48 (1998)

61. G.H. Golub, C.F. van Loan, *Matrix Computations* (Johns Hopkins University Press, Baltimore, 1996)

62. I. Jaimoukha, E. Kasenally, Krylov subspace methods for solving large Lyapunov equations. SIAM J. Numer. Anal. **31**, 227–251 (1994)

63. E. Wachspress, Iterative solution of the Lyapunov matrix equation. Appl. Math. Lett. **1**, 87–90 (1998)

64. J. Li, F. Wang, J. White, An efficient Lyapunov equation-based approach for generating reduced-order models of interconnect, in *Proceedings of IEEE Design Automation Conference* (1999), pp. 1–6

65. Y. Freund, R.E. Schapire, Large margin classification using the perceptron algorithm. Mach. Learn. **37**, 277–296 (1999)

66. I. Tsochantaridis, T. Hofmann, T. Joachims, Y. Altun, Support vector machine learning for interdependent and structured output spaces, in *International Conference on Machine Learning* (2004), pp. 1–8

67. A. Dharchoudbury, S.M. Kang, Worst-case analysis and optimization of VLSI circuits performances. IEEE Trans. Comput. Aided Des. Integr. Circuits Syst. **14**(4), 481–492 (1995)

68. B. Murmann, B.E. Boser, A 12-bit 75-ms/s pipelined ADC using open-loop residue amplification. IEEE J. Solid-State Circuits **38**(12), 2040–2050 (2003)

第

5

章

69. T. Sepke et al., Comparator-based switched-capacitor circuits for scaled CMOS technologies, in *IEEE International Solid-State Circuit Conference Digest of Technical Papers* (2006), pp. 220–221

70. B.R. Gregoire, U.-K. Moon, An over-60db true rail-to-rail performance using correlated level shifting and an opamp with 30db loop gain, in *IEEE International Solid-State Circuit Conference Digest of Technical Papers* (2008), pp. 540–541

71. A. Zjajo, J. Pineda de Gyvez, *Low-Power High-Resolution Analog to Digital Converters* (Springer, New York, 2011)

72. A. Zjajo, M.J. Barragan, J. Pineda de Gyvez, Low-power die-level process variation and temperature monitors for yield analysis and optimization in deep-submicron CMOS. IEEE Trans. Instrum. Meas. **61**(8), 2212–2221 (2012)

73. E.A. Vittoz, Future of analog in the VLSI environment, in *Proceedings of IEEE International Symposium on Circuits and Systems* (1990), pp. 1372–1375

74. J.E. Niven, S.B. Laughlin, Energy limitation as a selective pressure on the evolution of sensory systems. J. Exp. Biol. **211**(11), 1792–1804 (2008)

第

6

章

结语

摘要

　　医疗保健或健康辅助设备以及由这些设备所支持的医疗服务将在每个人的一生中提供前所未有的护理水平。BMI 电路促进了生理参数（如压力和情绪监测、个人心理分析等）持续监测技术的发展，这不仅有利于慢性病管控，也有利于疾病的发生诊断、预防和治疗处置。长期数据收集还有助于提高诊断的准确性。对于非慢性病，它也可以帮助患者康复。期望这种新的生物医学设备将能够增强我们的感知能力，或提供例如人工耳蜗、人工视网膜、运动假体等功能。在本书中，这个设计问题是在不同的抽象层次上解决的，即电路级和系统级。因此，本书也提供了较宽的视野，涉及处理问题时必须使用的各种解决方案，以及一些可组合起来使用的非常有效的补充技术。

6.1 实验结果总结

脑机接口电路促进了生理参数（如压力和情绪监测、个人心理分析等）持续监测技术的发展，这不仅有利于慢性病管控，也有利于疾病的发生诊断、预防和治疗处置。将超低功耗传感器和超低功耗无线通信技术相结合，有望产生新型生物医学设备，这些设备可增强我们的感知能力，或提供例如人工耳蜗、人工视网膜、运动假体等功能。

作为一种手段，使用植入式微系统对大脑特定区域的电活动进行微创监测，为诊断大脑疾病，以及检测和识别特定行为现象的神经模式提供了希望。将实用的多通道 BMI 系统与 CMOS 电子设备相结合，可长期可靠地记录和调节皮层内的神经信号，对所记录的神经数据进行片上处理，并在闭环框架内刺激神经系统。为了避免感染的风险，这类系统可被植入皮下，而所记录的神经信号和植入操作所需的能量则以无线方式传输。这种较传统方式的改变，使电极和电路的距离更加接近，也提高了多通道电极阵列的密度，但同时也在记录系统的电路小型化和功耗降低方面产生了重大的设计挑战。此外，容纳该系统的空间也应受到限制，以确保在植入过程中最小的组织损伤和组织移位。

在本书中，这个设计问题是在不同的抽象层次上解决的，即电路级和系统级。因此，本书也提供了较宽的视野，涉及处理问题时必须使用的各种解决方案，以及一些可组合起来使用的非常有效的补充技术，例如技术扩展性、电路拓扑、架构发展趋势、（流片后的）电路优化算法和成品率限制、单位面积功耗最小化框架（专门针对功耗 - 性能的折中），以及从空间分辨率（即通道数）、可行的无线数据带宽和信息质量到可植入电池的功率传输。

系统记录到的神经信号将通过无线链路传输到颅骨外的节点，由于总功率的限制，低噪声模拟前端和宽带无线高速电路的设计具有严格的约束条件。对于典型的多电极阵列而言，记录点的数量可达到几百个，因此设计约束会变得更加苛刻。如第 2 章所述，前端神经放大器是皮层植入微系统的重要组成部分，放大器的主要设计要求为：工作在低功耗和低噪声状态、传感器（微探针）接口的直流特性稳定、芯片面积小。其中，功耗由放大器可容忍的输入参考热噪声决定，其折中关系用噪声效率因子表示。对于具有恒定带宽和电源电压的理想热噪声限定放大器而言，放大器的功率耗散为 $1/v_n^2$，其中 v_n 是放大器的输入参考噪声。这一关系揭示了放大器实现低噪声性能所需的功耗代价。我们介绍了一种新型的低功耗神经记录接口系统，该接口系统采用电容反馈低噪声放大器和电容衰减带通滤波器。其中，电容反馈放大器提供了可实现低失调和低失真的解决方案，具有优化的功率 - 噪声折中关系。而电容衰减带通滤波器提供了宽调谐范围和低功耗实现方案，通过简单的方法拓展了跨导级的线性范围，从而确保低谐波失真。低噪声放大器和带通滤波电路基于 65nm CMOS 工艺实现，功耗分别 1.15μW 和 390nW。全差分低噪声放大器闭环增益为 40dB，面积为 0.04mm²。在 0.1~20kHz 的工作带宽内输入参考噪声为 3.1μVrms。对于典型的细胞外神经信号（峰峰值小于 10 mV），THD 低于 2%。该一阶斜率电容衰减带通滤波器可实现 65dB 的动态范围，并且在 2%THD 时输入信号幅度为 210mVrms，总积分输出噪声为 140μVrms。

对于任何便携式或植入式设备，微电极阵列都需要本地的微型电子设备来放大微弱的神经信号，滤除噪声和带外干扰，并将其数字化以便传输。单通道或多通道集成神经放大器和 ADC 在记录电极和信号调理电路之间提供前端接口，性能需求极为关键。在第 3 章中，我们介绍了几种分别基于电压域、电流域和时域等方法实现的 SAR ADC，评估了噪声、速度和功耗之间的折中，并在电路结构层次上表征了噪声波动。这一方法是解决物理电子接口信噪比、响应时间和线性度所需的关键点。电压域 SAR ADC 结合了可编程增益级和 A/D 转换的功能，占用面积为 0.028 mm²，采样率为 100kS/s 时，功耗为 1.1μW。电流域 SAR ADC 的功耗随输入电流大小而变化，使电流型 ADC 适用于低能量信号，在 40kS/s 采样频率下的品质因数为 14fJ/单位转换步长，总谐波失真为 63.4dB。该电路基于 65nm CMOS 工艺实现，功耗仅为 0.37μW，面积为 0.012mm²。时域 ADC 在 640kS/s 采样频率下功耗小于 2.7μW。该电路基于 90nm CMOS 工艺实现，是目前报道中的 FoM（6.2fJ/单位转换步长）最好的电路之一，占用面积仅为 0.022mm²。

电极经常会记录到自身周围多个神经元的动作电位（由于其他神经元的背景活动，电极位置的轻微扰动或外部的电、机械干扰等）。因此，记录到的神经波形/尖峰信号是由这些神经元发出的电位叠加而成。因此，区分神经尖峰信号和噪声的能力，以及从叠加波形中区分来自不同源的神经尖峰信号的能力，取决于来自每个源的无噪声神经尖峰信号和采集系统的信噪比水平之间的差异。因此，区分尖峰和噪声以及从叠加波形中区分不同来源的尖峰的能力，取决于每个来源的无噪声尖峰和记录系统中 SNR 之间的差异。在第 4 章，我们提出了一种基于非线性能量算子尖峰探测和基于核函数的多类 SVM 分类的 128 通道可编程的神经尖峰信号分类器，这一分类器在低 SNR 条件下也可以准确识别重叠的神经尖峰信号。为了更高效地执行算法，我们利用 Kesler 构造法转化多分类问题，并使用级联方法扩展了利用迭代贪婪优化约减集向量的方法。通过结合几种算法和电路技术，即 Kesler 变换、增强级联约减集向量方法、两级流水线处理单元、能量可伸缩的核函数、寄存器组存储器、高阈值电压元件以及靠近阈值的电源，该章实现了低功耗的多通道聚类。利用 65nm CMOS 工艺做出的分类器可以在低功耗（小于 41μW，功率密度 15.5μW/mm²）、布局紧凑且低资源消耗的结构（31000 个逻辑门，面积 2.64mm²）下实现高效、大规模的神经尖峰信号数据分类。

第

6

章

从空间分辨率（即信道数量）、可行的无线数据带宽和信息质量到植入式电池的传输功率，系统优化、架构趋势、技术扩展、电路拓扑、架构趋势和(流片后的)电路优化算法都特别针对功率进行了性能上的权衡。在第 5 章，我们开发了一个良率约束的顺序 PPA 最小化框架，并将其应用于神经记录接口的多变量优化。通过对电路的总尺寸限制，该方法在各类神经记录接口电路中始终能实现较好的 PPA 比率，且电路性能没有损失。我们的方法可以用于任何偏差模型，并且不受任何特定性能约束的限制。90nm CMOS 工艺的实验结果表明，所提出的数值方法为 PPA 优化问题提供了准确有效的解决方案，降低了 26% 的功耗，减少了 22% 的面积，且没有任何不良影响。

6.2　展望

预测未来的最佳方法是发明它。20 世纪的医学主要研究药物，这些药物通过化学方法改变神经元或体内其他细胞的活动，但是 21 世纪的医疗保健可以用电子药品来定义：即利用电脉冲来调节神经元活动的新疗法，或者是直接与我们神经相连的设备，例如脑机接口类的系统，可检测神经元触发思维或动作时发生的大脑电势变化，将这些信号转换为数字信息，并传达给机器，例如假肢、语音假体、轮椅。

为了帮助完成特定任务，可以构建混合型的脑机接口系统，将脑信号与其他传感器的输入相结合。现有正在使用的各种传感器可以感测眼动、呼吸、流汗、凝视、面部表情、心率、肌肉运动和睡眠模式等行为，以及环境温度和空气质量。例如，眼跟踪传感器会跟随受试者的目光以定位目标对象，而 ECoG 传感器会记录受试者定位到目标对象时的大脑活动。与受试者手臂运动有关的大脑活动经计算机分析，将命令发送给机械臂。在深度传感器的协助下，手臂伸出并抓住物体。如果假肢装有触觉传感器，则原则上可以通过 ECoG 电极刺激大脑，从而将这种感觉反馈发送给受试者。这样，大脑和假体之间的双向通信就可以用于帮助用户灵活地控制肢体了。

构建混合型的脑机接口系统需要什么资源？首先，我们需要改进用于记录的硬件设备。目前的系统在皮层上仅使用了几十个电极。显然，更高的电极密度会采集出更好的信号。我们需要一套也许是基于配具或服装的穿戴式传感器，以承载监测、刺激和收集数据的功能。为突破小区域的局限，争取破译更大区域的脑神经活动，信号分析技术需要改进。我们需要更高的时空分辨率，以确定当发出指令或想法时，皮层神经元组群神经发放的确切顺序。

最后，最为重要的是，我们需要从电路级到系统级的技术创新，以提高自主脑机接口系统和无线传感器的电源效率，以确保在紧张的功耗预算下仍能继续提高性能。可以通过以下几个原则来实现电源效率的提高：

  – 电子学正朝着系统复杂度越来越高的方向发展：有意义的电路解决方案首先应满足系统需求；

  – 能效来自协同作用：跨级别协同工作所产生的收益远远高于各单项收益之和；

  – 探索一些备选的信号处理电路，例如基于时间或基于电流的节电解决方案；用数字电路辅助模拟电路，以及用模拟电路辅助数字电路；

  – 功耗相当于价值可观的货币，需要与其他可用商品（性能、采样率、分辨率、信号质量等）不断进行交易；

  – 功耗应随着供电电压和性能规格等参数的演进而真正进步，每当我们需要放弃某些东西时，功耗这一性能都应有所提高；

  – 使用高能效的机器学习技术从记录的 EEG 或 ECoG 信号中识别某些特定的心理状态，使用功耗可缩放的内核对神经尖峰信号进行分类；

  – 新兴技术是激发人们展望未来、学习使用新方法并利用现有技术的重要灵感来源，用新兴和后 CMOS 技术（TFET、SymFET、BiSFET）进行电路和系统集成；

  – 深入理解或至少进行实际测量，是提高能效的强大工具，可以避免悲观性设计并减少设计余量。

多物理域混合生物电子接口不仅集成了模拟和数字电子元器件，机械、化学、光学和热传感器等元素也是这一嵌入式系统的组成部分，这就给系统集成带来了更多需要被解决的设计挑战。创建统一的设计环境仍然是需要被优先考虑的，在该环境中，可以跨不同物理域，进行系统定义和设计划分的分析和验证。此外，还需要解决一些经常对微电子系统的成功运行产生特殊影响的非功能性约束，诸如功耗、芯片尺寸、重复使用性等。要解决的另一项主要挑战是通过对传感/刺激器件、电子子系统和信号处理单元的协同设计，分析生物学、化学、电子学和机械学领域之间的相互关系。同时，也了解和优化集成系统，以及各物理域子系统之间在控制、校准和可配置性方面的紧密联系。多域物理系统的复杂性已达到了一个新的维度，因此我们需要全局性的建模、仿真和验证策略，并改进应用于多物理域的设计方法论和建模方法。尽管在数字电子和软件领域中，现有的商用工具已经提供了建模环境，但是在使用新的仿真器或计算模型来扩展这些工具以创建多域虚拟化原型时，严重的局限性仍然存在。

第 **6** 章

附　　录

A.1　功率 - 噪声放大器折中

CMOS 晶体管中的热电流噪声源可以建模为

$$\overline{i_{n,T}^2} = 4kT\gamma g_m \tag{A.1}$$

式中，k 是玻耳兹曼常数；T 是绝对温度；κ 是亚阈值栅耦合系数（通常为 0.6~0.7）；g_m 是跨导；热噪声系数 γ 取决于有效迁移率和沟道长度调制[1]：对于较旧的技术节点，它的值是 2/3；对于亚微米技术[2]，热噪声系数在强反型时，处于 0.6~1.3 之间；在弱反型时为 $1/（2\kappa）$。

电阻的热电流噪声可表示为

$$\overline{i_{n,R}^2} = \frac{4kT}{R} \tag{A.2}$$

带阻性负载的（单管、共源）放大器的输入参考热噪声可以用输出噪声除以放大器的增益来计算：

$$\overline{v_{n,i}^2} = \frac{1}{g_m^2}\left(4kT\gamma g_m + \frac{4kT}{R}\right) = \frac{4kT}{g_m}\left(\gamma + \frac{1}{g_m R}\right) \approx \frac{4kT\gamma}{g_m} \tag{A.3}$$

假设作为放大器增益的 $g_m R$ 远大于 $1/\gamma$，那么如果放大器具有足够高的增益，则与 γ 相比，$1/（g_m R）$ 可以忽略不计。放大器的总输入参考热噪声可以通过对整个频率范围内的噪声进行积分来计算，所述频率范围为

$$V_{rms,ni} = \sqrt{\frac{\pi}{2}\frac{4kT}{g_m}\frac{1}{2\pi RC}} = \sqrt{\frac{4kT\gamma}{g_m RC}} \tag{A.4}$$

在 MOS 晶体管达到最大 g_m/I_D 的弱反型中，其中 I_D 是晶体管的漏极电流，我们有 $\gamma=1/（2\kappa，）$ 并且 $g_m=\kappa I_{tot}/U_T$，其中 I_{tot} 是共源放大器的总电流。因此，我们可以将晶体管工作在弱反型状态下的共源放大器的总输入参考热噪声表示为

$$V_{rms,ni} = \frac{1}{\kappa}\sqrt{\frac{1}{I_{tot}}\frac{U_T \cdot kT}{2RC}} \tag{A.5}$$

由于总功耗为 $P=I_{tot} \times V_{DD}$，因此我们可以将放大器的总功耗表示为输入相关热噪声的函数[3]：

$$P = \frac{1}{V_{\text{rms,ni}}^2} \frac{U_{\text{T}} \cdot kT \cdot V_{\text{DD}}}{2RC\kappa^2} \tag{A.6}$$

前面的公式说明了在给定电源电压和带宽（在本例中表示为 RC 乘积）下，亚阈值放大器的功耗和总输入参考热噪声之间的折中关系。为了将输入相关的热噪声降低一半，总功耗必须增加 4 倍。这一关系表明，即使不考虑闪烁噪声，在热噪声有限的放大器中实现低噪声性能的功耗成本也很高。

如果晶体管工作在强反型状态，放大器中的功率 - 噪声折中会加剧。在强反型中，跨导 g_{m} 与 $\sqrt{I_{\text{tot}}}$ 成正比。因此，总功耗范围为 $1/V_{\text{ni}}^4$，而不是亚阈值情况下的 $1/V_{\text{ni}}^2$。

A.2 信号调理电路功率

LNA 的最小功耗由输入参考噪声电压（$V_{\text{rms,in}}$）决定，可计算为 [4]

$$P_{\text{LNA}} = V_{\text{DD}} I_{\text{LNA}} = V_{\text{DD}} \frac{(\text{NEF})^2}{V_{\text{rms,in}}^2} \frac{4kT \cdot \pi \cdot U_{\text{T}} \cdot \text{BW}_{\text{LNA}}}{2} \tag{A.7}$$

式中，V_{DD} 是电源电压；k 是玻耳兹曼常数；T 是绝对温度；$\text{BW}_{\text{LNA}} = F_{\text{LP}} - F_{\text{HP}}$，是 LNA 的 3dB 带宽，$F_{\text{LP}}$ 和 F_{HP} 分别是低通带宽和高通带宽；U_{T} 是热电压（kT/q）；噪声效率因子 NEF 定义为 [3]：

$$\text{NEF} = V_{\text{rms,in}} \sqrt{\frac{2I_{\text{LNA}}}{4kT \cdot \pi \cdot U_{\text{T}} \cdot \text{BW}_{\text{LNA}}}} \tag{A.8}$$

总 LNA 输出噪声电压应小于 ADC 量化噪声：

$$G_{\text{LNA}}^2 G_{\text{PGA}}^2 V_{\text{rms,in}}^2 \leqslant \frac{1}{12} \text{LSB}^2 = \frac{1}{12} (\frac{V_{\text{DD}}}{2^n})^2 \tag{A.9}$$

式中，G_{LNA} 是 LNA 的增益；G_{PGA} 是可编程增益放大器的增益；LSB 是 ADC 的最低有效位电压值；n 是 ADC 的分辨率。结合式（A.7）和式（A.9），最小 LNA 功耗表示为

$$P_{\text{LNA}} \geqslant G_{\text{LNA}}^2 G_{\text{PGA}}^2 (\text{NEF})^2 \frac{24 \cdot 2^n \cdot \pi \cdot kT \cdot U_{\text{T}} \cdot \text{BW}_{\text{LNA}}}{V_{\text{DD}}} \tag{A.10}$$

PGA 导出以下 ADC，并且必须满足转换速率限制。通过设置时间常数 $\tau = T_{\text{slew}}$，其中 $T_{\text{slew}} = 1/2f_{\text{s}}$ 是转换的最大允许时间，则 PGA（$I_{\text{PGA,slew}} = g_{\text{m}} V_{\text{eff}}$）所需的最小偏置电流为

$$I_{\text{PGA,slew}} = \frac{C_{\text{L,PGA}} G_{\text{PGA}} V_{\text{eff}}}{T_{\text{slew}}} \qquad (\text{A.11})$$

式中，$C_{\text{L,PGA}}$ 是 PGA 的负载电容；V_{eff} 是 ADC 的电压摆幅。f_{s} 是一个记录通道的采样率。因此，PGA 的功耗为[4]

$$P_{\text{PGA}} = 2 f_{\text{s}} C_{\text{L,PGA}} G_{\text{PGA}} V_{\text{eff}} V_{\text{DD}} \qquad (\text{A.12})$$

A.3　信号量化电路功率

在 S/H 电路中，采样电容 C_{S} 通常足够大，使得采样噪声与转换器的量化噪声小于等于 ADC 的量化噪声。假设采样噪声等于量化噪声，则 C_{S} 的最小值为

$$C_{\text{S}} = 12 kT \frac{2^n}{V_{\text{FS}}^2} \qquad (\text{A.13})$$

为了在采样频率 f_{s} 的半个周期内将该电容充电到 V_{FS}，需要大小为 $I = 2 f_{\text{s}} C_{\text{S}} V_{\text{FS}}$ 的电流。假设有一个理想的放大器，驱动电容导致有一个最小的供电电流。进一步假设放大器的电源电压等于 V_{FS}，放大器的功耗为 IV_{FS}，从而得出采样过程的功耗。结合这些关系给出了采样功耗的下限：

$$P_{\text{SH}} = 24 kT f_{\text{s}} 2^{2n} \qquad (\text{A.14})$$

在二进制搜索算法中，当 DAC 输出逐渐接近输入电压时，完成一次转换需要 n 个步骤。第 i 步的 DAC 输出电压可以表示为

$$V_{\text{DAC,out}} = V_{\text{I}}(i) = \left| -V_{\text{in}} + D_{n-1} \frac{V_{\text{ref}}}{2} + \cdots + \frac{V_{\text{ref}}}{2^i} \right|, \quad 1 \leqslant i \leqslant n \qquad (\text{A.15})$$

式中，V_{I} 是输入电压差；V_{ref} 是参考电压；D_n 是 n 位码的数字表示。在判决时间 t_{d} 内，比较器必须确定由 ADC 转换成电压的子 ADC 的数字输出码，用于传输级。随后，在基于锁存器的比较器中进行比较所需的输出电压差可以表示为

$$V_{\text{out}} = A_{\text{V}} V_{\text{I}} \exp(t_{\text{d}} / \tau) \qquad (\text{A.16})$$

式中，A_{V} 充当从锁存阶段的输入到初始不平衡的增益因子；$\tau = C_{\text{L,comp}} / g_{\text{m}}$，并且 $C_{\text{L,out}}$ 和 g_{m} 分别是比较器的输出负载和跨导。假设 $t_{\text{d}} = 1/t_{\text{s}}$，所需的 g_{m} 为

$$g_{\text{m,comp}} = \frac{C_{\text{L,comp}}}{t_{\text{d}}} \sum_{K=1}^{n} \ln\left(\frac{V_{\text{DD}}}{A_{\text{V}}\left(V_{\text{ref}} / 2^K \right)} \right) = 2 n f_{\text{s}} C_{\text{L,comp}} \left[\left(\ln\left(\frac{V_{\text{DD}}}{A_{\text{V}} V_{\text{ref}}} \right) + \frac{n^2}{2} \ln 2 \right) \right] \qquad (\text{A.17})$$

为了表示比较器的最小功耗限制，应注意其总输入参考噪声电压受到 kT/C 的

限制，见式（A.18）：

$$V_n^2 = 4\gamma \frac{kT}{C_{L,comp}}$$

（A.18）

上述方程等于量化噪声（$V_{FS}^2 / 12 \times 2^{2n}$），得到比较器的最小电容负载：

$$C_{L,comp} = 48kT\gamma \frac{2^{2n}}{V_{FS}^2}$$

（A.19）

式中，V_{FS} 是满量程电压范围。将式（A.19）代入式（A.17），可以找到最小 $g_{m,comp}$ 和 $I_{comp} = g_{m,comp}V_{eff}$。比较器的功耗为 [4]

$$P_{comp} = 96nf_s kT\gamma \frac{2^{2n}}{V_{FS}^2} V_{eff} V_{DD} \left[\left(\ln\left(\frac{V_{DD}}{A_v V_{ref}} \right) + \frac{n^2}{2} \ln 2 \right) \right]$$

（A.20）

为了在采样阶段内驱动 SAR 逻辑电容，需要大小为 $I_{logic} = (C_{logic}V_{FS}) / t_s$ 的电流，这导致如式（A.21）所示的采样功耗的最小限制：

$$P_{logic} = n\alpha f_s C_{logic} V_{DD}^2$$

（A.21）

式中，α 是 SAR 逻辑的总活动。在二进制加权电容阵列中，每个电容是单位电容 C_U 的整倍数。DAC 的功耗取决于单位电容、输入信号摆幅和所采用的开关方法。对于在地电压和参考电压之间均匀分布的输入信号，n bit 每次转换的平均开关功耗为 [5,6]

$$P_{DAC} = \sum_{i=1}^{n} 2^{n=1-2i} \left(2^i - 1 \right) C_U V_{ref}^2 f_s$$

（A.22）

单位电容 C_U 通常由热噪声和电容失配决定。输入电压采样产生的热噪声等于 $kT/(2^nC_U)$。在奈奎斯特 ADC 中，C_U 应该足够大，使热噪声小于转换器的量化噪声：

$$C_{U,n} = 12kT \frac{2^n}{V_{FS}^2}$$

（A.23）

在失配限制设计中，单位电容的下限为

$$C_{U,n} = 3\sigma_{max} \cdot \left(2^n - 1 \right) \cdot K_\sigma^2 \cdot K_C$$

（A.24）

式中，K_σ 是失配参数；K_C 是电容密度；σ 是最坏情况下的 DNL 方差。

A.4 可编程增益 SAR ADC 的噪声分析

输入参考噪声 v_n（也是总积分输出噪声）仍然采用具有某一校正因子 χ_1 的 $kT/$

C 的形式：

$$\overline{v_n^2} = \chi_1 kT / C_4 \tag{A.25}$$

通过采样或校准来增大采样电容可以降低噪声电平或提高 PG ADC 的 SNR。然而，对于固定输入带宽，这种技术带来的代价是功耗增加。因此，噪声、速度和功耗之间存在权衡。在采集过程中，与输入信号一起对电容器 C_4 上的 kT/C 噪声进行采样。为了确定采样到电容器网络上的总噪声电荷，对所有频率上的噪声电荷 Q_{ns} 进行积分：

$$\overline{Q_{ns}^2} = \int_0^\infty \left| \frac{V_{ns}\left(C_4 + C_p + C_{OTA}\right)}{1 + j\omega R_{on}\left(C_4 + C_p + C_{OTA}\right)} \right|^2 d\omega = kT\left(C_4 + C_p + C_{OTA}\right) \tag{A.26}$$

式中，R_{on} 是开关的电阻；V_{ns} 是噪声源；C_p 是寄生电容；C_{OTA} 是跨导运算放大器的输入电容。然后，在转换模式中，采样电容器 C_4 包含信号和跨导运算放大器的偏置，并跨过跨导运算放大器连接。总噪声电荷将导致输出电压为

$$\overline{v_{ns(out)}^2} = \frac{\overline{Q_{ns}^2}}{C_4^2} = kT\frac{\left(C_4 + C_p + C_{OTA}\right)}{C_4^2} = \frac{1}{\beta}\frac{kT}{C_4} \tag{A.27}$$

式中，β 是反馈因子。对于电路的差分实现，假设正侧和负侧之间没有相关性，则前面方程的噪声功率增加了 2 倍，因为不相关的噪声增加了功率，因此，通过将输出噪声功率除以增益的二次方（$G^A = C_3/C_4$）而得到的输入参考噪声功率由式（A.28）给出：

$$\overline{v_{ns(in)}^2} = \frac{\overline{v_{ns(out)}^2}}{\left(G^A\right)^2} = \frac{1}{\beta\left(G^A\right)^2}\frac{kT}{C_4} \tag{A.28}$$

跨导运算放大器中 MOS 器件的阻性通道也存在热噪声，并且对 PG ADC 电路的输入参考噪声有贡献。输出端的噪声功率由式（A.29）计算：

$$\overline{v_{ns(out)}^2} = \int_0^\infty \left(\left|H(s|_{j\omega})\right|^2 \times \overline{i_{ns}^2}\right)d\omega = \frac{kT\gamma}{C_{LT}}\frac{G_m R_o}{\left(1 + G_m R_o \beta\right)^2} = \frac{\gamma}{\beta}\frac{kT}{C_{LT}} \tag{A.29}$$

式中，R_o 是输出电阻；C_{LT} 是输出端的电容负载：

$$C_{LT} = C_L + \beta \times \left(C_p + C_{OTA}\right) \tag{A.30}$$

运算放大器的最佳栅极电容与采样电容 C_{OTA} 成正比，$C_{OTA,opt} = \chi_3 C_4$，其中 χ_3 是电路相关的比例因子。漏电流 I_D 由式（A.31）得出：

附录

$$I_{\mathrm{D}} = \frac{\chi_1^2 L^2 \omega_1^2 C_4}{\mu \chi_3} \qquad (\text{A.31})$$

式中，μ 是载流子迁移率；C_{OX} 是栅氧化物电容；ω_1 是增益带宽乘积；L 是沟道长度。假设 $G_m R_o \beta \gg 1$，并且转换操作的增益 $G^C = C_2/C_4$，则输入参考噪声方差为

$$\overline{v_{\mathrm{ns(in)}}^2} = \frac{\gamma}{\beta \left(G^C\right)^2} \frac{kT}{C_{\mathrm{LT}}} \qquad (\text{A.32})$$

假设两个噪声源不相关，则可以将来自采集和转换模式的噪声相加，以求出总的输入参考噪声。不同输入的总输入参考噪声功率由下式给出：

$$\overline{v_{\mathrm{ns(in)}}^2} = \frac{2\gamma}{\beta \left(G^C\right)^2} \frac{kT}{C_{\mathrm{LT}}} + \frac{2}{\beta \left(G^A\right)^2} \frac{kT}{C_4} = 2\gamma \frac{1}{\beta} \left(\frac{1}{\left(G^C\right)^2 C_{\mathrm{LT}}} + \frac{1}{\gamma \left(G^A\right)^2 C_4} \right) kT \qquad (\text{A.33})$$

对于以 kT/C 为主的噪声，功耗为

$$P_{\mathrm{si}} \propto I_{\mathrm{D}} V_{\mathrm{DD}} = \frac{\chi_1^2 L^2 \omega_1^2 \mathrm{SNR} \cdot 8kT}{\mu \chi_3} \frac{V_{\mathrm{DD}}}{V_{\mathrm{max}^2}} \qquad (\text{A.34})$$

A.5　MOS 晶体管模型不确定性

晶体管工艺参数中可变的数量很大。在以往以优化集成电路成品率为目标的研究中 [7,8]，通过选择彼此相对独立、对性能影响最大的参数来减少仿真参数的数量。对于 N 沟道和 P 沟道晶体管，最常选择的参数是：在参考温度 V_{TOR} 处的参考晶体管零背偏的阈值电压、参考温度下无限正方形晶体管的增益因子 β_{SQ}、总长度和宽度变化 ΔL_{var} 和 ΔW_{var}、氧化物厚度 t_{ox} 以及分别为底部、侧壁和栅极边缘结电容 C_{JBR}、C_{JSR} 和 C_{JGR}。必须考虑所有这些参数绝对值的变化，以及相关参数之间的差异，即匹配。阈值电压变化 ΔV_{T} 和电流因数差 $\Delta \beta$ 是一对匹配的 MOS 型晶体管漏极-源极电流或栅极-源极电压失配的主要来源。

晶体管阈值电压：影响沟道导通的栅源电压的各种因素，如沟道存在所需的沟道和衬底之间的电压差、栅材料和基板材料之间的功函数差、耗尽区所需的薄氧化物上的压降、由于在硅表面注入电荷而引起的薄氧化物上的压降、由于薄氧化物中不可避免的陷阱电荷而导致的薄氧化物上的压等。

为了使沟道存在，沟道中的电子载流子浓度应等于衬底中空穴的浓度 $\phi_{\mathrm{S}} = -\phi_{\mathrm{F}}$。在强反型和耗尽情况下，表面电位总共变化了 $2\phi_{\mathrm{F}}$。由于栅极材料和衬底材料使用的材料和掺杂浓度不同，阈值电压受到内建费米势的影响。功函数差由式（A.35）给出：

$$\phi_{\mathrm{ms}} = \phi_{\text{F-Sub}} - \phi_{\text{F-Gate}} = \frac{kT}{q} \ln\left(\frac{N_{\mathrm{D}} N_{\mathrm{A}}}{n_i^2}\right) \quad\quad （A.35）$$

由于在 p 个移动载流子被排斥之后，耗尽区中留下不可移动的负电荷。该效应在大小为 $-Q_{\mathrm{B}}/C_{\mathrm{ox}}$ 的栅氧化物电容两端产生电位，其中

$$Q_{\mathrm{B}} = -qN_{\mathrm{A}} x_{\mathrm{d}} = -qN_{\mathrm{A}} \sqrt{\frac{2\varepsilon_{\mathrm{Si}} |2\phi_{\mathrm{F}}|}{qN_{\mathrm{A}}}} = -\sqrt{2qN_{\mathrm{A}}\varepsilon_{\mathrm{Si}} |2\phi_{\mathrm{F}}|} \quad\quad （A.36）$$

式中，x_{d} 是耗尽区的宽度。为实现所需的阈值电压而调整硅表面的注入电荷量。源极到衬底电压增加，有效阈值电压增加，这称为体效应。体效应 γ 的产生是因为，随着源体电压 V_{SB} 变大，沟道和衬底之间的耗尽区变宽，从而暴露出更多不能移动的负电荷。电荷的增加改变了栅极下面吸引的电荷。需要特别指出的是，Q_{B}' 为

$$Q_{\mathrm{B}}' = -\sqrt{2qN_{\mathrm{A}}\varepsilon_{\mathrm{Si}} \left(V_{\mathrm{SB}} + |2\phi_{\mathrm{F}}|\right)} \quad\quad （A.37）$$

由于薄氧化物中存在不可避免的陷阱电荷，导致了薄氧化物两端的压降，从而导致了薄氧化物的压降 V_{ox}，由下式给出：

$$V_{\mathrm{ox}} = \frac{-Q_{\mathrm{ox}}}{C_{\mathrm{ox}}} = \frac{-qN_{\mathrm{ox}}}{C_{\mathrm{ox}}} \quad\quad （A.38）$$

综合所有因素，阈值电压 V_{T} 由式（A.39）给出：

$$\begin{aligned} V_{\mathrm{T}} &= -2\phi_{\mathrm{F}} - \phi_{\mathrm{ms}} + \frac{Q_{\mathrm{B}}' - Q_{\mathrm{ox}}}{C_{\mathrm{ox}}} = -\phi_{\mathrm{ms}} - 2\phi_{\mathrm{F}} + \frac{Q_{\mathrm{B}} - Q_{\mathrm{ox}}}{C_{\mathrm{ox}}} - \frac{Q_{\mathrm{B}} - Q_{\mathrm{B}}'}{C_{\mathrm{ox}}} \\ &= -\phi_{\mathrm{ms}} - 2\phi_{\mathrm{F}} + \frac{Q_{\mathrm{B}} - Q_{\mathrm{ox}}}{C_{\mathrm{ox}}} + \sqrt{\frac{2q\varepsilon_{\mathrm{Si}} N_{\mathrm{A}}}{C_{\mathrm{ox}}}} [\sqrt{|2\phi_{\mathrm{F}}| + V_{\mathrm{SB}}} - \sqrt{|2\phi_{\mathrm{F}}|}] \end{aligned} \quad （A.39）$$

当源极和衬底短路时，$V_{\mathrm{SB}} = 0$，零衬底偏压定义为

$$V_{\mathrm{T0}} = -\phi_{\mathrm{ms}} - 2\phi_{\mathrm{F}} + \frac{Q_{\mathrm{B}} - Q_{\mathrm{ox}}}{C_{\mathrm{ox}}} \quad\quad （A.40）$$

阈值电压 V_{T} 可以重写为

$$V_{\mathrm{T}} = V_{\mathrm{T0}} + \gamma(\sqrt{|2\phi_{\mathrm{F}}| + V_{\mathrm{SB}}} - \sqrt{|2\phi_{\mathrm{F}}|}) \quad \gamma = \sqrt{\frac{2q\varepsilon_{\mathrm{Si}} N_{\mathrm{A}}}{C_{\mathrm{ox}}}} \quad\quad （A.41）$$

高级晶体管模型（如 MOST 模型[9]）将阈值电压定义为

$$V_{\mathrm{T}} = V_{\mathrm{T0}} + \Delta V_{\mathrm{T0}} + \Delta V_{\mathrm{T1}} = V_{\mathrm{T0}} = \left(V_{\mathrm{T0T}} + V_{\mathrm{T0G}} + \Delta V_{\mathrm{T0(M)}}\right) + \Delta V_{\mathrm{T0}} + \Delta V_{\mathrm{T1}} \quad （A.42）$$

式中，将实际温度下实际晶体管的零背偏的阈值电压 V_{T0}[V] 定义为几何模型，

附录

$V_{\text{T0T}}[V]$ 是阈值电压的温度依赖关系，$V_{\text{T0G}}[V]$ 是阈值电压的几何依赖关系，$\Delta V_{\text{T0(M)}}[V]$ 是阈值电压的匹配偏差。由于栅下耗尽区掺杂的变化，需要一个双因子体效应模型来解释离子注入晶体管阈值电压随 V_{SB} 增加的现象。非零背偏阈值电压的变化在模型中表示为

$$\Delta V_{\text{T0}} = \begin{cases} K_0\left(u_{\text{S}} - u_{\text{S0}}\right) & u_{\text{S}} < u_{\text{SX}} \\[2mm] \left[1 - \left(\dfrac{K}{K_0}\right)^2\right] K_0 u_{\text{SX}} - K_0 u_{\text{S0}} \\[2mm] + K\sqrt{u_{\text{S}}^2 - \left[1 - \left(\dfrac{K}{K_0}\right)^2\right] u_{\text{SX}}^2} & u_{\text{S}} \geqslant u_{\text{SX}} \end{cases} \tag{A.43}$$

$$u_{\text{S}} = \sqrt{V_{\text{SB}} + \phi_{\text{B}}} \quad u_{\text{S0}} = \sqrt{\phi_{\text{B}}} \quad u_{\text{ST}} = \sqrt{V_{\text{SBT}} + \phi_{\text{B}}} \quad u_{\text{SX}} = \sqrt{V_{\text{SBX}} + \phi_{\text{B}}} \tag{A.44}$$

式中，参数 $V_{\text{SBX}}[V]$ 是注入层变得完全耗尽的背偏压值；$K_0[V^{1/2}]$ 是实际晶体管的低背偏体因子；$K[V^{1/2}]$ 是实际晶体管的高背偏体因子。对于漏偏压的非零值，漏极耗尽层向源极扩展，并且可能影响源极和沟道区之间的势垒，特别是对于短沟道器件。源极和沟道之间的势垒调制效应导致阈值电压降低。在亚阈值时，这会显著增加电流，称为漏致势垒降低（Drain-Induced Barrier Lowering, DIBL）效应。一旦在较高的栅压下形成反型层，任何漏极偏压的增加都会在沟道的漏极引起反型电荷的额外增加。漏极偏压对阈值电压仍然有一些小影响，这种影响在强反型时的输出电导中最为明显，称为静态反馈。DIBL 效应由亚阈值区的参数 γ_{00} 建模。此漏极偏压依赖关系由式（A.45）的第一部分表示：

$$\Delta V_{\text{T1}} = -\gamma_0 \frac{V_{\text{GTX}}^2}{V_{\text{GTX}}^2 + V_{\text{GT1}}^2} V_{\text{DS}} - \gamma_1 \frac{V_{\text{GT1}}^2}{V_{\text{GTX}}^2 + V_{\text{GT1}}^2} V_{\text{DS}}^{\eta_{\text{DS}}} \tag{A.45}$$

$$V_{\text{GT1}} = \begin{cases} V_{\text{GS}} - V_{\text{T1}} & V_{\text{GS}} \geqslant V_{\text{T1}} \\ 0 & V_{\text{GS}} < V_{\text{T1}} \end{cases} \quad V_{\text{GTX}} = \sqrt{2}/2 \tag{A.46}$$

式中，γ_1 是用于实际晶体管大栅极驱动的漏感阈值漂移系数；η_{DS} 表示实际晶体管的 V_{DS} 依赖的 γ_1 的指数。静态反馈效应模型由 γ_1 建立，这可以解释为有效栅极驱动的另一变化，并由式（A.43）的第二部分建模。根据一阶计算和实验结果，指数 η_{DS} 的值为 0.6。为了保证亚阈值和强反型之间的平滑过渡，引入模型常数 V_{GTX}。阈值电压与温度的关系定义为

$$V_{\text{T0T}} = V_{\text{T0R}} + \left(T_{\text{A}} + \Delta T_{\text{A}} - T_{\text{R}}\right) \times S_{\text{T;VT0}} \tag{A.47}$$

式中，$V_{T0R}[V]$ 是参考晶体管在参考温度下的零偏阈值，$T_A[℃]$ 为环境或电路温度、$\Delta T_A[℃]$ 是器件相对于 T_A 的温度偏移、$T_R[℃]$ 是确定参考晶体管参数的温度，$S_{T;VT0}[VK^{-1}]$ 是与温度有关阈值电压 V_{T0} 的系数。在小型器件中，阈值电压通常由于两种效应而改变。在短沟道器件中，源极和漏极结的耗尽导致开启晶体管所需的栅极电荷更少。另一方面，在窄沟道器件中，隔离层下方耗尽层的扩展导致需要更多的栅极电荷来形成沟道。通常，这些效果可以通过几何预处理规则建模：

$$V_{T0G} = \left(\frac{1}{L_E} - \frac{1}{L_{ER}}\right)S_{L;VT0} + \left(\frac{1}{L_E^2} - \frac{1}{L_{ER}^2}\right)S_{L2;VT0} + \left(\frac{1}{W_E} - \frac{1}{W_{ER}}\right)S_{W;VT0} \quad （A.48）$$

式中，$L_E[m]$ 是晶体管的有效沟道长度；$W_E[m]$ 是晶体管的有效沟道宽度；$L_{ER}[m]$ 是参考晶体管的有效沟道长度；$W_{ER}[m]$ 是参考晶体管的有效沟道宽度；$S_{L;VT0}[Vm]$ 是长度相关 V_{T0} 系数；$S_{L2;VT0}[Vm^2]$ 是长度相关 V_{T0} 的第二系数；$S_{W;VT0}[Vm]$ 是宽度相关 V_{T0} 的系数。单个晶体管的 σ 比成对晶体管的 σ 小 $\sqrt{2}$ 倍。在工艺流程所述的单个晶体管匹配偏差的定义中，还增加了开关机制和校正因子：

$$\Delta V_{T0(M)} = \frac{F_S \times \Delta V_{T0(AIntra)} / \sqrt{2}}{\sqrt{W_e \times L_e \times F_C}} + F_S \times \Delta V_{T0(BIntra)} / \sqrt{2} \quad （A.49）$$

式中，$\Delta V_{T0(AIntra)}$ 和 $\Delta V_{T0(BIntra)}$ 是 $V_{T0}[V\mu m]$ 芯片内的扩展；F_S 是一种在芯片间扩展和芯片内扩展之间切换的机制，对于芯片内扩展 $F_S=1$，否则为零，F_c 是处于多个并联或者单元中晶体管的校正因子。

晶体管电流增益：MOST 模型 9 中所有工作区域的漏极电流简单表达式模型为

$$I_{DS} = \beta \times G_3 \frac{\left\{V_{GT3} - \left(\frac{1+\delta_1}{2}\right)V_{DS1}\right\}V_{DS1}}{\left\{1 + \theta_1 V_{GT1} + \theta_2\left(u_s - u_{S0}\right)\right\}\left(1 + \theta_3 V_{DS1}\right)} \quad （A.50）$$

其中

$$\delta_1 = \frac{\lambda_1}{u_s}\left\{K + \frac{(K_0 - K)V_{SBX}^2}{V_{SBX}^2 + (\lambda_2 V_{GT1} + V_{SB})^2}\right\} \quad （A.51）$$

$$V_{GT3} = 2m\phi_T \ln\left(1 + G_1\right) \quad （A.52）$$

附录

$$G_3 = \frac{\zeta_1\left\{1 - \exp\left(\dfrac{-V_{DS}}{\phi_T}\right)\right\} + G_1 G_2}{\dfrac{1}{\zeta_1} + G_1} \quad G_1 = \exp\left(\frac{V_{GT2}}{2m\phi_T}\right) \tag{A.53}$$

$$G_2 = 1 + \alpha \ln\left(1 + \frac{V_{DS} - V_{DS1}}{V_P}\right)$$

$$m = 1 + m_0\left(\frac{u_{S0}}{u_{S1}}\right)^{\eta_m} \tag{A.54}$$

式中，θ_1、θ_2、θ_3 分别是栅感应场、背偏压和侧场引起的迁移率降低系数；ϕ_T 为实际温度下热电压；ζ_1 为弱反转修正因子；λ_1 和 λ_2 是模型常数；V_P 是沟道长度调制的特征电压；参数 m_0 表征 $V_{BS}=0$ 的亚阈值斜率。增益因子 β 定义为

$$\beta = \beta_{SQT} \times \frac{W_e}{L_e} \times \text{Fold} \times (1 + S_{STI}) \times \left(1 + \left(\frac{A_\beta / \sqrt{2}}{\sqrt{W_e \times L_e \times F_C}} + B_\beta / \sqrt{2}\right) \times F_S\right) \tag{A.55}$$

式中，β_{SQT} 是增益因子与温度的关系；S_{STI} 是 STI 应力；F_S 为开关机制因子；F_C 是处于多个并联或者单元中晶体管的校正因子；A_β 为面积缩放因子；B_β 为一个常数。增益系数与温度的关系定义为

$$\beta_{SQT} = \beta_{SQ} \times \left(\frac{T_0 + T_R}{T_0 + T_A + \Delta T_A}\right)^{\eta_\beta} \tag{A.56}$$

式中，η_β 是增益因数的温度依赖性的指数；$\beta_{SQ}[AV^{-2}]$ 是在参考温度下无限大正方形晶体管的增益因数，定义如下：

$$\beta_{SQ} = 2 \times \left(\frac{\left((1+2Q)W_e + Q(W_x - W) - Q\sqrt{(W_x - W)^2 + \varepsilon^2}\right)/W_e}{\dfrac{1}{\beta_{BSQ}} + \dfrac{1}{\beta_{BSQS}} + \dfrac{L_e + (L_x - L) - \sqrt{(L_x - L)^2 + \varepsilon^2}}{L_e} \times \left(\dfrac{1}{\beta_{BSQS}} - \dfrac{1}{\beta_{BSQ}}\right)}\right) \tag{A.57}$$

$$\beta_{BSQ} = \beta_{SQTR} \times \left(\frac{T_0 + T_R}{T_0 + T_A + \Delta T_A}\right)^{\eta_{\beta BSQ}} \quad \beta_{BSQS} = \beta_{SQSTR} \times \left(\frac{T_0 + T_R}{T_0 + T_A + \Delta T_A}\right)^{\eta_{\beta BSQS}} \tag{A.58}$$

对于欧姆区中的器件，可以用式（A.59）近似：

$$I_{\mathrm{D}} \approx \beta \frac{V_{\mathrm{GS}}-V_{\mathrm{T}}-\dfrac{1}{2}V_{\mathrm{DS}}}{1+\theta\left(V_{\mathrm{GS}}-V_{\mathrm{T}}\right)}V_{\mathrm{DS}} \qquad (\mathrm{A}.59)$$

并且对于饱和器件：

$$I_{\mathrm{D}} \approx \frac{\beta}{2}\frac{\left(V_{\mathrm{GS}}-V_{\mathrm{T}}\right)^{2}}{1+\theta\left(V_{\mathrm{GS}}-V_{\mathrm{T}}\right)} \qquad (\mathrm{A}.60)$$

漏电流的变化可以通过式（A.61）计算：

$$\Delta I_{\mathrm{D}} = \Delta\beta\left[\frac{\partial I_{\mathrm{D}}}{\partial\beta}\right] + \Delta V_{\mathrm{T}}\left[\frac{\partial I_{\mathrm{D}}}{\partial V_{\mathrm{T}}}\right] + \Delta\theta\left[\frac{\partial I_{\mathrm{D}}}{\partial\theta}\right] \qquad (\mathrm{A}.61)$$

导致的漏电流失配：

$$\frac{\Delta I_{\mathrm{D}}}{I_{\mathrm{D}}} \approx \frac{\Delta\beta}{\beta} - \iota_{\mathrm{x}}\Delta V_{\mathrm{T}} - \xi_{\mathrm{x}}\Delta\theta \qquad (\mathrm{A}.62)$$

其中，对于欧姆区中的器件：

$$\iota_{\mathrm{o}} = \frac{1+\dfrac{1}{2}\theta V_{\mathrm{DS}}}{\left(V_{\mathrm{GS}}-V_{\mathrm{T}}-\dfrac{1}{2}V_{\mathrm{DS}}\right)\left(1+\theta\left(V_{\mathrm{GS}}-V_{\mathrm{T}}\right)\right)} \quad \xi_{\mathrm{o}} = \frac{\left(V_{\mathrm{GS}}-V_{\mathrm{T}}\right)}{1+\theta\left(V_{\mathrm{GS}}-V_{\mathrm{T}}\right)}\Delta\theta \qquad (\mathrm{A}.63)$$

并且对于饱和器件：

$$\iota_{\mathrm{s}} = \frac{2+\theta\left(V_{\mathrm{GS}}-V_{\mathrm{T}}\right)}{\left(V_{\mathrm{GS}}-V_{\mathrm{T}}\right)\left(1+\theta\left(V_{\mathrm{GS}}-V_{\mathrm{T}}\right)\right)} \quad \xi_{\mathrm{s}} = \frac{\left(V_{\mathrm{GS}}-V_{\mathrm{T}}\right)}{1+\theta\left(V_{\mathrm{GS}}-V_{\mathrm{T}}\right)}\Delta\theta \qquad (\mathrm{A}.64)$$

失配参数的标准偏差由式（A.65）导出：

$$\sigma^{2}\left(\frac{\Delta I_{\mathrm{D}}}{I_{\mathrm{D}}}\right) = \sigma^{2}\left(\frac{\Delta\beta}{\beta}\right) + l_{\mathrm{x}}^{2}\sigma^{2}\left(\Delta V_{\mathrm{T}}\right) + \xi_{\mathrm{x}}^{2}\sigma^{2}\left(\Delta\theta\right)$$
$$+2\rho\left(\frac{\Delta\beta}{\beta},\Delta V_{\mathrm{T}}\right)l_{\mathrm{x}}\sigma\left(\Delta V_{\mathrm{T}}\right)\sigma\left(\frac{\Delta\beta}{\beta}\right) + 2\rho\left(\frac{\Delta\beta}{\beta},\Delta\theta\right)\xi_{\mathrm{x}}\sigma(\Delta\theta)\sigma\left(\frac{\Delta\beta}{\beta}\right) \qquad (\mathrm{A}.65)$$
$$+2\rho\left(\Delta V_{\mathrm{T}},\Delta\theta\right)l_{\mathrm{x}}\xi_{\mathrm{x}}\sigma(\Delta\theta)\sigma(\Delta V)$$

并且

$$\sigma\left(\Delta V_{\mathrm{T}}\right) = \frac{A_{\mathrm{VT}}/\sqrt{2}}{\sqrt{W_{\mathrm{eff}}L_{\mathrm{eff}}}} + B_{\mathrm{VT}}/\sqrt{2} + S_{\mathrm{VT}}D \qquad (\mathrm{A}.66)$$

附录

$$\sigma\left(\frac{\Delta\beta}{\beta}\right) = \frac{A_{\beta}/\sqrt{2}}{\sqrt{W_{\text{eff}}L_{\text{eff}}}} + B_{\beta}/\sqrt{2} + S_{\beta}D \qquad (\text{A.67})$$

式中，W_{eff} 是有效栅宽；L_{eff} 是有效栅长；比例常数中 A_{VT}、S_{VT}、A_{β} 和 S_{β} 是工艺相关因素；D 是距离；B_{VT} 和 B_{β} 是常数。对于大尺寸器件，前两个方程中的随机变化模型中包含了 $S_{\text{VT}}D$ 和 $S_{\beta}D$ 项，但对于典型器件间距（<1mm）和典型器件尺寸，这种修正很小。大多数失配表征都是在强反型、饱和区或线性区发生的，但也有一些对工作在弱反型区域的器件进行了研究。定性分析上，所有区域的表现都非常相似；V_{T} 和 β 的变化是失配的主要来源，它们与器件面积成比例。有效迁移率降低失配项可以与电流因数失配项组合，因为这两个项在相同的偏置范围（高栅电压）中变得明显。相关因子 $\rho(\Delta V_{\text{T}}, \Delta\beta/\beta)$ 也可以忽略，因为对于小尺寸和大尺寸器件而言，$\sigma(\Delta V_{\text{T}})$ 与其他失配参数之间的相关性都很低。漏极源电流误差 $\Delta I_{\text{D}}/I_{\text{D}}$ 对于电压偏置对很重要。对于电流偏置对，应考虑栅源或输入参考失配，其表达式可以类似漏极源电流误差导出。栅源电压的变化可以通过式（A.68）计算：

$$\Delta V_{\text{GS}} = \Delta V_{\text{T}}\left[\frac{\partial V_{\text{GS}}}{\partial V_{\text{T}}}\right] + \Delta\beta\left[\frac{\partial V_{\text{GS}}}{\partial\beta}\right] \qquad (\text{A.68})$$

导致失配参数的标准偏差的公式为

$$\sigma^2\left(\frac{\Delta V_{\text{GS}}}{V_{\text{GS}}}\right) = \sigma^2\left(\Delta V_{\text{T}}\right) + \vartheta^2\sigma^2\left(\frac{\Delta\beta}{\beta}\right), \vartheta = \frac{V_{\text{GS}} - V_{\text{T}}}{2} \qquad (\text{A.69})$$

MOS 晶体管电流匹配或栅源匹配与偏置点有关，对于典型的偏置点，V_{T} 失配是漏源电流或栅源电压匹配的主要误差来源。

晶体管宽度 W 和长度 L：电子晶体管长度由物理多晶硅沟道宽度、侧壁工艺、掩模、曝光和蚀刻变化确定：

$$L_{\text{e}} = L + \Delta L_{\text{var}} = L + \Delta L_{\text{PS}} - 2 \times \Delta L_{\text{overlap}} \qquad (\text{A.70})$$

式中，L_{e} 是晶体管有效沟道长度，由多个处于线性区的 MOS 晶体管测量值确定；这些晶体管具有不同的长度：L 是多晶硅栅极的总长度；ΔL_{var} 为总长度变化；ΔL_{PS} 为由于掩模、曝光、光刻、蚀刻等引起的长度变化；$\Delta L_{\text{overlap}}$ 为由于横向扩散而导致的有效源极/栅极交叠或漏/栅极交叠。晶体管宽度由物理有源区宽度、掩模、投影和蚀刻变化共同确定：

$$W_{\text{e}} = W + \Delta W_{\text{var}} = W + \Delta W_{\text{OD}} - 2 \times \Delta W_{\text{narrow}} \qquad (\text{A.71})$$

式中，W_{e} 是晶体管有效沟道宽度，由多个处于线性区的 MOS 晶体管测量值确定；这些晶体管具有不同的宽度：W 是有源区的总宽度；ΔW_{var} 为总宽度变化；ΔW_{OD} 是由于掩模、曝光、光刻、蚀刻等引起的宽度变化；ΔW_{narrow} 是扩散宽度偏移：由于 n+ 或 p+ 实现的横向扩散而增加的有效扩散宽度。

氧化层厚度 t_{ox} 的建模影响到：栅极到地的总电容 $C_{ox}=\varepsilon_{ox}\left(W_e L_e\right)/t_{ox}$；增益因子 β；$S_{L;\theta 1R}$ 为 θ_1 的长度依赖系数；θ_{1R} 为栅感应场引起的迁移率降低系数；亚阈值表现 m_{0R} 为参考温度下参考晶体管的亚阈值摆幅；交叠电容 $C_{GD0}=W_E \times C_{ol}=W_E \times\left(\varepsilon_{ox} LD\right)/t_{ox}$，其中 $C_{GS0}=C_{GD0}$；体因子：K_{0R} 为低背偏体因子，K_R 为高背偏体因子。

结电容：耗尽区电容是非线性的，由 n^{+}—p^{-}：n 沟道源／漏到 p 衬底结、p^{+}—n^{-}：p 沟道源／漏到 n 阱结和 n^{-}—p^{-}：n 阱到 p 衬底结。pn 或 np 结的耗尽电容由底部、侧边和栅极边缘分量组成。底部区域 A_B 的电容为

$$C_{JB} = C_{JBR} \times A_B \left(\frac{V_{DBR} - V_R}{V_{DB}}\right)^{P_B} \tag{A.72}$$

式中，$A_B[m^2]$ 为扩散面积；$V_R[V]$ 是已确定参数的电压；$V_{DB}[V]$ 是底部区域 A_B 的扩散电压；$V_{DBR}[V]$ 是 $T=T_R$ 处的衬底 - 结扩散电压；P_B 为衬底 - 结梯度系数。

同样的公式也适用于 locos-edge 和 gate-edge 系数；用 S 和 G 代替指数 B，用 L_S 和 L_G 代替面积 A_B，底部元件的电容推导为

$$C_{JBV} = \begin{cases} \dfrac{C_{JBR}}{\left(1-\dfrac{V}{V_{DB}}\right)^{P_B}} & V < V_{LB} \\[4mm] C_{LB} + \dfrac{C_{LB} \times P_B\left(V-V_{LB}\right)}{V_{DB}\left(1-F_{CB}\right)} & V \geqslant V_{LB} \end{cases} \tag{A.73}$$

其中

$$C_{LB} = C_{JB}\left(1-F_{CB}\right)^{P_B} \quad F_{CB} = 1-\left(\frac{1+P_B}{3}\right)^{\frac{1}{P_B}} \quad V_{LB} = F_{CB} \times V_{DB} \tag{A.74}$$

V 是二极管偏置电压。对于侧壁 C_{JSV} 和栅极边缘组件 C_{JGV} 可以推导出类似的表达式。二极管总耗尽电容可以用式（A.75）来描述：

$$C = C_{JBV} + C_{JSV} + C_{JGV} \tag{A.75}$$

A.6　电阻和电容模型不确定性

典型的 CMOS 和 BiCMOS 工艺提供了几种不同的电阻，如扩散 n+/p+ 电阻、n+/p+ 多晶硅电阻和 n 阱电阻。电阻制造中的许多因素，如薄膜厚度、掺杂浓度、掺杂分布的波动，以及由光刻误差和不均匀刻蚀速率引起的尺寸变化，都会使薄

层电阻表现出显著的变化。但是，只要器件匹配特性在设计要求的范围内，这是可以忍受的。电阻波动可以分为两组，一组是整个器件中发生的波动与器件面积成比例，称为区域波动，另一组是仅沿器件边缘发生波动，因此与外围成比例，称为外围波动。对于具有宽度 W 和电阻 R 的匹配电阻对，电阻之间的随机失配的标准差为

$$\sigma = \sqrt{f_a + \frac{f_p}{W}} / (W\sqrt{R}) \quad\quad (A.76)$$

式中，f_a 和 f_p 分别是描述面积和外围波动的贡献的常数。在电路应用中，为了实现所需的匹配，应使用宽度比最小宽度宽（至少 2~3 倍）的电阻。此外，在固定宽度时电阻越高（长度越长），失配越大。为了实现所需的匹配，通常的做法是将长电阻（用于高电阻）串联成较短的电阻。要对（多晶硅）电阻建模，请使用式（A.77）：

$$R = R_{sh}\frac{L}{W + \Delta W} + \frac{R_e}{W + \Delta W} \quad\quad (A.77)$$

式中，R_{sh} 是多晶硅电阻的方阻；R_e 是端部电阻系数；W 和 L 是电阻宽度和长度；ΔW 是电阻宽度偏移量。模型参数的标准偏差（σ）与电阻的标准偏差之间的关系如下：

$$\sigma_R^2 = \sigma_{Rsh}^2\left[\frac{\delta R}{\delta R_{sh}}\right]^2 + \sigma_{Re}^2\left[\frac{\delta R}{\delta R_e}\right]^2 + \sigma_{\Delta W}^2\left[\frac{\delta R}{\delta\Delta W}\right]^2 \quad\quad (A.78)$$

$$\sigma_R^2 = \sigma_{Rsh}^2\frac{L^2}{(W+\Delta W)^2} + \sigma_{Re}^2\frac{1}{(W+\Delta W)^2} + \sigma_{\Delta W}^2\left[\frac{L\times R_{sh}}{(W+\Delta W)^2} + \frac{R_e}{(W+\Delta W)^2}\right]^2 \quad (A.79)$$

为了定义电阻匹配：

$$\sigma_{\frac{\Delta R}{R}}^2 = \sigma_{Rsh}^2\left[\frac{L}{(L\times R_{sh} + R_e)}\right]^2 + \sigma_{Re}^2\left[\frac{1}{(L\times R_{sh} + R_e)}\right]^2 + \sigma_{\Delta W}^2\left[\frac{1}{(W+\Delta W)^2}\right]^2 \quad (A.80)$$

$$\sigma_{Rsh} = \frac{A_{Rsh}}{\sqrt{WL}} \quad \sigma_{Re} = A_{Re} \quad \sigma_{\Delta W} = \frac{A_{\Delta W}}{W^{\frac{1}{\sqrt{2}}}} \quad\quad (A.81)$$

目前的 CMOS 技术提供多种电容选项，例如多晶硅 - 多晶硅电容、金属 - 金属电容、MOS 电容和结电容。由于工艺的不同，集成电容变化很大。对于 MOS 电容，除了几何形状的变化外，电容值还强烈依赖于沟道中氧化层厚度和掺杂分布的变化。

与电阻类似，电容的匹配行为取决于由具有标准偏差的外围和面积波动引起的随机失配：

$$\sigma = \sqrt{f_a + \frac{f_p}{C}} / \sqrt{C} \qquad (A.82)$$

式中，f_a 和 f_p 分别是描述面积和外围波动的影响的因子。外围元件的贡献随着面积（电容）的增加而减小。对于非常大的电容，面积分量占主导地位，随机失配与 $\sqrt{C}$ 成反比。一个简单的电容失配模型由下式给出：

$$\sigma_{\frac{\Delta C}{C}}^2 = \sigma_p^2 + \sigma_a^2 + \sigma_d^2 \quad \sigma_p = \frac{f_p}{C^{\frac{3}{4}}} \quad \sigma_a = \frac{f_a}{C^{\frac{1}{2}}} \quad \sigma_d = f_d \times d \qquad (A.83)$$

式中，f_p、f_a 和 f_d 是描述外围、面积和距离波动影响的常数。外围元件模拟边缘粗糙度的影响，对边缘电容相对较大的小电容影响最为显著。面积分量模拟了短程介质厚度变化的影响，对于中等尺寸的电容最为显著。距离分量模拟了整个晶片上的整体介质厚度变化的影响，对于大电容或大间距电容来说，距离分量变得非常重要。

A.7　时域分析

现代模拟电路仿真器采用一种改进的结点分析[11、12]和牛顿‑拉夫逊迭代来求解 n 元 p_i 中的 n 个非线性方程组 f_i。通常，包含线性或非线性元件的电路的时间相关行为可以描述为[13]

$$q' - E\chi = 0 \quad q_0 = q(0)$$
$$f(q, \chi, w, p, t) = 0 \qquad (A.84)$$

这种符号假定电容和电感的终端方程是根据在 q 中收集的电荷和磁通来定义的。矩阵 E 的元素是 1 或 0，χ 表示电路变量（节点电压或支路电流）。所有的非线性都包含在代数系统 $f(q, \chi, w, p, t) = 0$ 中，所以微分方程 $q' - E_\chi = 0$ 是线性的。初始条件由 q_0 表示。此外，w 是激励矢量，p 包含电路参数，如线性或非线性元件的参数。p 的元素也可以是电路参数的（非线性）函数。假设对于每个 p，只有一个 χ 解。DC 解是通过求解系统来计算的。

$$-E\chi_0 = 0$$
$$f(q_0, \chi_0, w_0, p_i, 0) = 0 \qquad (A.85)$$

上式通过设置 $q' = 0$ 导出。通过牛顿‑拉夫逊迭代求出解（q_0, χ_0）。一般而言，该技术通过迭代求解牛顿‑拉夫逊方程来求解非线性系统 $F(\chi) = 0$：

$$J^k \Delta \chi^k = -f\left(\chi^k\right) \qquad (\text{A.86})$$

式中，J^k 是 f 的雅可比矩阵，其 $(J^k)_{ij} = \partial f_i / \partial \chi_j^k$。迭代以 χ^0 开始。在第 k 次迭代中计算 $\Delta \chi^k$ 之后，发现 χ^{k+1} 为 $\chi^{k+1} = \chi^k + \Delta \chi^k$，下一次迭代开始。当 $\Delta \chi^k$ 足够小时迭代终止。对于式（A.85），牛顿 - 拉夫逊方程为

$$\begin{bmatrix} 0 & -E \\ \dfrac{\partial f}{\partial q_0} & \dfrac{\partial f}{\partial \chi_0} \end{bmatrix} \begin{bmatrix} \Delta q_0 \\ \Delta \chi_0 \end{bmatrix} = -\begin{bmatrix} -E\chi \\ f \end{bmatrix} \qquad (\text{A.87})$$

其通过迭代来求解（为简单起见，假设激励 w 不依赖于 p_j）。该方法可用于 DC 工作点[11-13]、DC 传输曲线，甚至时域分析；在时域分析中，通过差分方程逼近微分方程，消除了对时间的依赖性。只有频域（小信号）分析有显著不同[13]，因为它们（对于每个频率）需要在复域中求解联立线性方程组；这通常是通过分离系数和变量的实部和虚部，并在实域中求解两倍大的线性方程组来实现的。

因此，在典型应用中，数字电路仿真的主要计算工作是：求出雅可比 J 和函数 f，然后求解线性方程组。在获得 DC 解（q_0, χ_0）之后，计算 DC 导数。在线性系统中，式（A.85）相对于 p_j 的微分结果：

$$\begin{bmatrix} 0 & -E \\ \dfrac{\partial f}{\partial q_0} & \dfrac{\partial f}{\partial \chi_0} \end{bmatrix} \begin{bmatrix} \dfrac{\partial q_0}{\partial p_j} \\ \dfrac{\partial \chi_0}{\partial p_j} \end{bmatrix} = -\begin{bmatrix} 0 \\ \dfrac{\partial f}{\partial p_j} \end{bmatrix} \qquad (\text{A.88})$$

式（A.85）可以通过使用式（A.87）最后一次迭代时计算的雅可比矩阵的 LU 因式分解[14]来有效地求解。现在计算式（A.84）对 p_j 的导数。式（A.84）到 p_j 的微分导致线性时变系统：

$$\begin{aligned} \frac{\partial q'}{\partial p_j} - E\frac{\partial \chi}{\partial p_j} = 0 \qquad & \frac{\partial q_0}{\partial p_j} = \frac{\partial q(0)}{\partial p_j} \\ \frac{\partial f}{\partial q}\frac{\partial q}{\partial p_j} + \frac{\partial f}{\partial \chi}\frac{\partial \chi}{\partial p_j} + \frac{\partial f}{\partial p_j} = 0 & \end{aligned} \qquad (\text{A.89})$$

在每个时间点，电路导数在原方程组求解后，通过求解前一方程组得到。例如，假设使用带有校正器的第 k 阶向后微分公式（Backward Differentiation Formula, BDF）[15,16]：

$$\left(q'\right)^{n+k} = -\frac{1}{\Delta t}\sum_{i=0}^{k-1} a_i q_{n+k-i} \qquad (\text{A.90})$$

式中系数 a_i 取决于 BDF 的阶数 k。将式（A.90）代入式（A.84）后，牛顿 - 拉夫逊方程导出为：

$$\begin{bmatrix} -\dfrac{a_0}{\Delta t} & -E \\ \dfrac{\partial f}{\partial q} & \dfrac{\partial f}{\partial x} \end{bmatrix} \begin{bmatrix} \Delta q_{n+k} \\ \Delta \chi_{n+k} \end{bmatrix} = -\begin{bmatrix} -\dfrac{1}{\Delta t}\sum_{t=0}^{k-1} a_i q_{n+k-i} - E\chi_{n+k} \\ f\left(q_{n+k}, \chi_{n+k}, w_{n+k}, p_j, t_{n+k}\right) \end{bmatrix} \quad （A.91）$$

在这个系统上的迭代给出了解（q_{n+k}，χ_{n+k}）。在式（A.89）中代入一个 k 阶 BDF，给出了线性系统：

$$\begin{bmatrix} -\dfrac{a_0}{\Delta t} & -E \\ \dfrac{\partial f}{\partial q} & \dfrac{\partial f}{\partial v} \end{bmatrix} \begin{bmatrix} \left(\dfrac{\partial q}{\partial p_j}\right)_{n+k} \\ \left(\dfrac{\partial v}{\partial p_j}\right)_{n+k} \end{bmatrix} = \begin{bmatrix} -\dfrac{1}{\Delta t}\sum_{t=0}^{k-1} a_i \left(\dfrac{\partial q}{\partial p_j}\right)_{n+k-i} \\ -\dfrac{\partial f}{\partial p_j} \end{bmatrix} \quad （A.92）$$

因此，式（A.91）和式（A.92）具有相同的系统矩阵。在迭代求解式（A.91）之后，该矩阵的 LU 分解可用。然后向前和向后替换求解式（A.92）。对于每个参数，式（A.92）的右侧是不同的，必须重复向前和向后替换。如果模拟容差效应的随机项 $\varXi(p,t)\cdot\eta$ 非零，并将其添加到式（A.84）中[17-21]：

$$f(q, \chi, w, p, t) + \varXi(p,t)\cdot\eta = 0 \quad （A.93）$$

求解该系统意味着确定随机向量 $p(t)$ 在每个时刻 t 的概率密度函数，对于两个时刻 t_1 和 t_2，其中 $\Delta t_1 = t_1 = t_0$，$\Delta t_2 = t_2 - t_0$，其中 t_0 是与满足电路性能函数 γ 的 DC 解一致的时间，假设 χ，Δt 满足电路性能函数 χ 可以被指定为准静态的准则。为了使问题可控，可以通过一阶泰勒近似线性化函数，假设 p 足够小，在 p 的变化范围内，方程是线性的，或者在 p 范围很大时，非线性十分平滑，因此可看成是线性的。

A.8　参数提取

一旦找到指定器件的当前的参数向量 p^0，连接特殊节点 n 的晶体管的所有器件的参数提取 p_k 可以通过模型线性近似法实现。设 $p = [p_1, p_2, \cdots, p_n]^T \in R^n$ 代表参数向量，$f = [f_1, f_2, \cdots, f_m]^T \in R^m$ 代表性能向量，$z^k = [z_1^k, z_2^k, \cdots, z_m^k]^T \in R^m$ 为测得的第 k 个器件的性能向量，与 w 激发向量 $w = [w_1, w_2, \cdots, w_l]^T \in R^l$。基于式（A.84）：

$$\begin{aligned} &q' - E\chi = 0 \quad q_0 = q(0) \\ &f(q, \chi, w, p, t) = 0 \end{aligned} \quad （A.94）$$

可以写出通用模型 . 只有在特定的 w 选值条件下才能得到这些测量结果，且需

要满足初始条件 q_0，所以模型可以简单地表示为

$$f(p) = 0 \tag{A.95}$$

下列公式得出与第 k 个器件对应的参数向量 p_k

$$p^k = \arg\left\{\min_{p^k \in R^n} \left\| f\left(p^k\right) - z^k \right\| \right\} \tag{A.96}$$

第 k 个器件加权和的平方差公式如式（A.97）所示[13]：

$$\varepsilon(p^k) = \frac{1}{2}\sum_{i=1}^{m} w_i \left[f_i(p^k) - z_i^k \right]^2 = \frac{1}{2}\left[f(p^k) - z^k \right]^T W \left[f(p^k) - z^k \right] \tag{A.97}$$

如果当线性函数 p 位于平均值 $\bar{p}$ 附近时，电路性能函数 χ 可以用式（A.98）逼近

$$\chi = f(p) = \bar{p} + J(p - \bar{p}) \Leftrightarrow f\left(p^0 + \Delta p\right) \approx f\left(p^0\right) + J\left(p^0\right)\Delta p \tag{A.98}$$

式中，$J(p^0)$ 是 p^0 处的雅可比矩阵，第 k 个器件线性最小二乘问题[16]如式（A.99）所示：

$$\min_{\Delta p^k \in R^n}\left\{ \varepsilon\left(\Delta p^k\right) = \frac{1}{2}\left[J\left(p^0\right)\Delta p^k + f^0 - z^k \right]^T W \left[J\left(p^0\right)\Delta p^k + f^0 - z^k \right] \right\} \tag{A.99}$$

所以，对于测量得到的第 k 个器件的性能向量 z^k，可以获得第 k 个器件的近似估计模型参数向量如式（A.100）所示：

$$p_{(0)}^k = p^0 \Delta p_{(0)}^k \tag{A.100}$$

其中

$$\Delta p_{(0)}^k = -\left[J\left(p^0\right)^T W J\left(p^0\right)^T \right]^{-1} J\left(p^0\right)^T W \left(f^0 - z^k\right) \tag{A.101}$$

A.9　性能函数纠正

对一个相对 n 个参数的响应为非线性的电路，建模测量误差对参数变化估算的影响。如果参数变化小，n 个参数因电路性能函数 $\Delta\chi$（节点电压、支路电流）产生线性变化如式（A.102）所示：

$$\Delta\chi = \frac{\partial\chi}{\partial p}\Delta p \tag{A.102}$$

其中，$\Delta\chi = \chi(p) - \chi_0$，且

$$\chi(p) = \chi_0 + \left(\frac{\partial \chi}{\partial p}\right)^{\mathrm{T}} \Delta p + \frac{1}{2} \Delta p^{\mathrm{T}} H \Delta p + \cdots \triangleq \chi_0 + \Delta \chi \qquad （\text{A.103}）$$

式中，H 表示黑塞矩阵[22]，其元素为二阶导数：

$$h_{ij} = \partial^2 \chi(p) / \partial p_i \partial p_j \qquad （\text{A.104}）$$

现定义：

$$\Delta \chi_{\mathrm{r}} = \Gamma_{\mathrm{rr}} \Delta p_{\mathrm{r}} + \varepsilon, \; \Gamma_{\mathrm{rr}} \Delta p_{\mathrm{r}} = \left[\mu_{\Delta \chi_1} \cdots \mu_{\Delta \chi_k}\right]^{\mathrm{T}} \qquad （\text{A.105}）$$

式（A.105）为测量误差 ε，参数偏差和得到的电路性能函数 χ 之间的关系。设 $\Delta \chi_{\mathrm{r}}$ 通过 k 次测量获得。现在必须获取参数偏差 Δp_{r} 的估计值。根据最小二乘逼近定理[17]，Δp_{r} 的最小二乘估值 $\Delta \hat{p}_{\mathrm{r}}$ 缩小了的残差如下：

$$\left\| \Delta \chi_{\mathrm{r}} - \Gamma_{\mathrm{rr}} \Delta \hat{p}_{\mathrm{r}} \right\|_2^2 \qquad （\text{A.106}）$$

通过式（A.107），Δp_{r} 的最小二乘估值可用于计算测量误差对参数变化估值的影响。

$$\Delta \hat{p}_{\mathrm{r}} = \left(\Gamma_{\mathrm{rr}}^{*} \Gamma_{\mathrm{rr}}\right)^{-1} \Gamma_{\mathrm{rr}}^{*} \Delta \chi_{\mathrm{r}} \qquad （\text{A.107}）$$

可以通过 Γ_{rr} 的伪逆矩阵得到公式。如文献 [22] 所述，协方差矩阵 $C_{\hat{p}_{\mathrm{r}}}$ 可做如下计算：

$$C_{\hat{p}_{\mathrm{r}}} = \left(\Gamma_{\mathrm{rr}}^{*} \Gamma_{\mathrm{rr}}\right)^{-1} \qquad （\text{A.108}）$$

这个表达式模拟了测量误差对参数方差估值的影响。$C_{\hat{p}_{\mathrm{r}}}$ 第 i 个对角元的大小显示第 i 个参数值估计的精确度：方差越大说明参数的可测试性越低，也就是说参数偏差的估值的方差低于一定限度时可认定为参数可测。$C_{\hat{p}_{\mathrm{r}}}$ 的非对角元素包含参数协方差。当精度检查结果得出性能函数提取不够准确时，通过性能函数修正优化提取。性能函数修正的理论基础，是基于既定模型和从前面的步骤通过迭代过程获取的认知来修正性能函数提取的误差。记作

$$\chi_{(i)}^{k}(p) = \chi_0 + \Delta \chi_{(i)}^{k} \qquad （\text{A.109}）$$

提取第 k 个器件的第 i 次迭代的性能函数向量，性能函数修正可通过找出变换 $\chi_{(i+1)}^{k} = \mathcal{F}_i(\chi_{(i)}^{k})$ 的求解实现，这样一来可获取更准确的性能函数向量。

按照

$$\left\| \chi_{(i+1)}^{k} - \chi_{(*)}^{k} \right\| < \left\| \chi_{(i)}^{k} - \chi_{(*)}^{k} \right\| \qquad （\text{A.110}）$$

附录

其中

$$\chi_{(*)}^{k} = \arg \left\{ \min_{x^k \in R^n} \varepsilon \left(\chi^k \right) \right\} \qquad （A.111）$$

成为理想的性能函数。误差更正映射 $\mathcal{F}_i$ 通过下面的计算选定。

$$\chi_{(i+1)}^{k}(p) = \chi_{(i)}^{k}(p) + d_i \Delta \chi_{(i)}^{k} \qquad （A.112）$$

式中，d_i 为误差修正函数，需要进行创建。数据集

$$\left\{ d_i^k, \Delta \chi_{(i)}^k, \quad k = 1, 2, \cdots, K \right\} \qquad （A.113）$$

给出了因不准确的参数提取导致提取参数值误差的相关信息。用一个二次函数进行误差修正函数近似计算：

$$d_t = \sum_{j=1}^{n} \gamma \Delta p_j + \sum_{j=1}^{n} \sum_{l=1}^{n} \gamma \Delta p_j \Delta p_l, \quad t = 1, 2, \cdots, n \qquad （A.114）$$

式中，$d = [d_1, d_2, \cdots, d_n]^{\mathrm{T}}$；$\Delta p = [\Delta p_1, \Delta p_2, \cdots, \Delta p_n]^{\mathrm{T}}$；$\gamma_j$ 和 γ_{jl} 是第 i 次迭代的误差修正函数系数。根据最小二乘准则将数据集套入等式可得出这些系数。只要误差修正函数建立，性能函数修正可演示如下：

$$\chi_{(i+1)}^{k}(p) = \chi_{(i)}^{k}(p) + \Delta \chi_{(i+1)}^{k} \qquad （A.115）$$

$$\Delta \chi_{(i+1)}^{k} = \chi_{(i)}^{k}(p) + d_i \Delta \chi_{(i)}^{k} \qquad （A.116）$$

A.10　样本大小的确定

统计分析的问题在于确定随机项 $\Xi(p,t)\eta$ 的统计属性，如在附录 A.7 中确定公式模拟了容差效应。

$$\vartheta = \Xi(p,t) \cdot \eta - f(q_0, v_0, w_0, p_i, 0) \qquad （A.117）$$

转移曲线集根据蒙特卡罗分析计算，并作为统计属性估算依据。根据估计理论，可得平均值估算如下：

$$\hat{\mu} = \frac{1}{n} \sum_{i=1}^{n} \varsigma i \qquad （A.118）$$

置信等级 $\gamma = 1 - \alpha$，在以下概率区间 [23]

$$\varsigma - z_{1-\frac{\delta}{2}} \frac{\sigma}{\sqrt{n}} \leqslant \hat{\mu} \leqslant \varsigma + z_{1-\frac{\delta}{2}} \frac{\sigma}{\sqrt{n}} \qquad （A.119）$$

中的一个 $N(0, 1)$ 分布随机变量 ζ。于是给定区间宽度为

$$\Delta\mu = 2z_{1-\frac{\delta}{2}}\frac{\sigma}{\sqrt{n}} \tag{A.120}$$

必要的取样样本量 n 为

$$n = \left(2z_{1-\frac{\delta}{2}}\frac{\sigma}{\Delta\mu}\right)^2 \tag{A.121}$$

如果，一个平均值必须用一个相对误差为 $\Delta\mu/\sigma = 0.1$ 和一个置信等级为 $\gamma = 0.99$ ($z_{1-\delta/2} \approx 2.5$) 估值的话，样品尺寸 $n = 2500$。以此类推，方差的估计为

$$\hat{\sigma}^2 = \frac{1}{n-1}\sum_{i=1}^{n}(\varsigma_i - \mu)^2 \tag{A.122}$$

得出必要的样本大小为

$$n = \left(2\sqrt{2}z_{1-\frac{\delta}{2}}\frac{\sigma^2}{\Delta\sigma^2}\right)^2 = 2\left(z_{1-\frac{\delta}{2}}\right)^2\left(\frac{\sigma}{\Delta\sigma}\right)^2 \tag{A.123}$$

为以满足估值 $\hat{\sigma}^2$ 以概率 γ 落入区间内的条件如下：

$$\sigma^2 - \frac{\Delta\sigma^2}{2} \leqslant \hat{\sigma}^2 \leqslant \sigma^2 + \frac{\Delta\sigma^2}{2} \tag{A.124}$$

例如，为达到 $\Delta\sigma/\hat{\sigma} = 0.1$ 的精度和 0.99 的置信度，我们需要的样本数量 $n = 1250$。

A.11　频域分析

系统行为式（A.93）在频域中为

$$f\left(q_{j\omega}, \chi_{j\omega}, w_{j\omega}, p_{j\omega}, j\omega\right) + \varXi\left(p_{j\omega}, j\omega\right)\zeta = 0 \tag{A.125}$$

是通过一组线性复方程描述的 [13]：

$$T(p, j\omega)\cdot X(p, j\omega) = W(p, j\omega) \tag{A.126}$$

式中，$T(p, j\omega)$ 代表系统矩阵；$X(p, j\omega)$ 和 $W(p, j\omega)$ 分别代表网络和源向量；ω 代表秒弧度频率。为了估算参数 p 的网络向量 $X(p, j\omega)$，前面的公式对 p 求偏微分，得出

$$\frac{\partial X(p, j\omega)}{\partial p} = -T^{-1}(p, j\omega)\left[\frac{\partial T(p, j\omega)}{\partial p}X(p, j\omega) - \frac{\partial W(p, j\omega)}{\partial p}\right] \tag{A.127}$$

附录

电路性能函数 $\chi = f(p, j\omega)$ 是从 $\chi = f(p, j\omega) = d^T X(p, j\omega)$ 公式通过伴随或转置法获取的 [24]，其中向量 d 是一个精确描述电路性能函数的常数向量，所以与 V_T 和 β 相关的电路性能函数的导数可由下列公式计算：

$$\frac{\partial \chi(V_{Ti}, j\omega)}{\partial V_{Ti}} = -d^T T^{-1}(V_{Ti}, j\omega)\left[\frac{\partial T(V_{Ti}, j\omega)}{\partial V_{Ti}} X(V_{Ti}, j\omega) - \frac{\partial W(V_{Ti}, j\omega)}{\partial V_{Ti}}\right] \quad (\text{A.128})$$

$$\frac{\partial \chi(\beta_i, j\omega)}{\partial \beta_i} = -d^T T^{-1}(\beta_i, j\omega)\left[\frac{\partial T(\beta_i, j\omega)}{\partial \beta_i} X(\beta_i, j\omega) - \frac{\partial W(\beta_i, j\omega)}{\partial \beta_i}\right] \quad (\text{A.129})$$

电路性能函数量的一阶导数通过下列公式计算：

$$\frac{\partial |\chi(j\omega)|}{\partial V_{Ti}} = |\chi(V_{Ti}, j\omega)|\text{Re}\left[\frac{1}{\chi(V_{Ti}, j\omega)} \frac{\partial \chi(V_{Ti}, j\omega)}{\partial V_{Ti}}\right] \quad (\text{A.130})$$

$$\frac{\partial |\chi(\beta_i, j\omega)|}{\partial \beta_i} = \partial |\chi(\beta_i, j\omega)|\text{Re}\left[\frac{1}{\chi(\beta_i, j\omega)} \frac{\partial \chi(\beta_i, j\omega)}{\partial \beta_i}\right] \quad (\text{A.131})$$

式中，Re 代表复变函数的实部，二阶导数通过下列公式计算：

$$\frac{\partial^2 |\chi(V_{Ti}, j\omega)|}{\partial V_{Ti}^2} = |\chi(V_{Ti}, j\omega)|\text{Re}\left[\frac{1}{\chi(V_{Ti}, j\omega)} \frac{\partial \chi(V_{Ti}, j\omega)}{\partial V_{Ti}}\right]^2$$
$$+ |\chi(V_{Ti}, j\omega)|\text{Re}\left[\frac{1}{\chi(V_{Ti}, j\omega)} \frac{\partial^2 \chi(V_{Ti}, j\omega)}{\partial V_{Ti}^2} - \frac{1}{\chi(V_{Ti}, j\omega)^2}\left(\frac{\partial \chi(V_{Ti}, j\omega)}{\partial V_{Ti}}\right)^2\right]^2 \quad (\text{A.132})$$

$$\frac{\partial^2 |\chi(\beta_i, j\omega)|}{\partial \beta_i^2} = |\chi(\beta_i, j\omega)|\text{Re}\left[\frac{1}{\chi(\beta_i, j\omega)} \frac{\partial \chi(\beta_i, j\omega)}{\partial \beta_i}\right]^2$$
$$+ |\chi(\beta_i, j\omega)|\text{Re}\left[\frac{1}{\chi(\beta_i, j\omega)} \frac{\partial^2 \chi(\beta_i, j\omega)}{\partial \beta_i^2} - \frac{1}{\chi(\beta_i, j\omega)^2}\left(\frac{\partial \chi(\beta_i, j\omega)}{\partial \beta_i}\right)^2\right]^2 \quad (\text{A.133})$$

电路性能函数 $\chi(j\omega)$ 可以通过简化版的泰勒展开式逼近：

$$\chi(j\omega) \approx \mu_{\chi(j\omega)} + J\left[\hat{v}(j\omega) - \mu_{\hat{v}(j\omega)}\right] \quad (\text{A.134})$$

式中，J 表示变换的 $R \times MN$ 的雅克比矩阵，其中 ij 元素用定义如下：

$$[J]_{ij} = \left.\frac{\partial \chi_i(\hat{v}, j\omega)}{\partial \hat{v}(j\omega)_j}\right|_{\hat{v}=\mu_{\hat{v}}} \quad i = 1, \cdots, R, \quad j = 1, \cdots, MN \quad (\text{A.135})$$

多元正态概率函数由下式确定：

$$P(\chi) = \frac{1}{\sqrt{(2\pi)^R \left| C_{\chi\chi}(j\omega) \right|}} \exp\left[-\frac{1}{2} \left[\chi(j\omega) - \mu_{\chi(j\omega)} \right]^T C(j\omega)_{\chi}^{-1} \left[\chi(j\omega) - \mu_{\chi(j\omega)} \right] \right] \quad （A.136）$$

式中，电路性能函数 $C_{\chi\chi}(j\omega)$ 的协方差矩阵由式（A.137）确定：

$$C_{\chi\chi}(j\omega) = J(j\omega) \cdot C_{\hat{w}(j\omega)} \cdot J(j\omega)^T \quad （A.137）$$

协方差矩阵为

$$C_{\hat{w}\hat{w}} = \begin{bmatrix} C_{\hat{p}1\hat{p}1} & C_{\hat{p}1\hat{p}2} & \cdots \\ C_{\hat{p}2\hat{p}1} & C_{\hat{p}2\hat{p}2} & \cdots \\ \cdots & \cdots & \cdots \end{bmatrix} \quad （A.138）$$

这里

$$\left[C_{\hat{p}1\hat{p}1} \right]_{ij} = \frac{1}{(W_i L_i)(W_j L_j)} \int_{x_i}^{x_i+L_i} \int_{x_j}^{x_j+L_j} \int_{y_i}^{y_i+W_i} \int_{y_j}^{y_j+W_j} \left(R_{p_1 p_1}(x_A, y_A, x_B, y_B) \right. \quad （A.139）$$

$$\left. - \mu_{p_1}(x_A, y_A) \mu_{p_1}(x_B, y_B) \right) dx_A dx_B dy_A dy_B$$

$$\left[C_{\hat{p}1\hat{p}2} \right]_{ij} = \frac{1}{(W_i L_i)(W_j L_j)} \int_{x_i}^{x_i+L_i} \int_{x_j}^{x_j+L_j} \int_{y_i}^{y_i+W_i} \int_{y_j}^{y_j+w_j} \left(R_{p_1 p_2}(x_A, y_A, x_B, y_B) \right. \quad （A.140）$$

$$\left. - \mu_{p_1}(x_A, y_A) \mu_{p_2}(x_B, y_B) \right) dx_A dx_B dy_A dy_B$$

$R_{p_1 p_1}(x_A, y_A, x_B, y_B)$ 中，随机过程 p_1 的自相关函数在当随机变量 $p_1(x_A, y_A)$ 和 $p_1(x_B, y_B)$ 重合的时候确定，也就是说，当 $R_{p_1 p_1}(x_A, y_A, x_B, y_B) = E\{p_1(x_A, y_A) p_1(x_B, y_B)\}$，即 x_A, y_A 和 x_B, y_B 和 $R_{p_1 p_2}(x_A, y_A, x_B, y_B)$ 的函数 $= E\{p_1(x_A, y_A) p_2(x_B, y_B)\}$ 为随机过程 p_1 和 p_2 的互相关函数。实验数据显示阈值电压差 ΔV_T 和电流因子差 $\Delta\beta$ 是主要导致 MOS 晶体管漏源电流或栅源电压不匹配的因素。

如果 p_i 和 p_j 不关联，协方差 $\sigma_{pipj} = 0$，因 $i \neq j$。所以，均值为 μ_{pi} 方差为 σ^2_{pi} 的 $p_1, \cdots, p_k$ 的协方差矩阵 C_p 为

$$C_{\hat{p}_1, \cdots, \hat{p}_k} = \mathrm{diag}(1, \cdots, 1) \quad （A.141）$$

在文献 [10] 中，零均值和由器件面积 WL 决定的方差的正态分布的器件的随机差异如下

$$\text{当 } i = j, \left[C_{\hat{p}_1\hat{p}_1}\right]_{ij} = \sigma_{\Delta VT} = \frac{A_{VT}/\sqrt{2}}{\sqrt{W_{eff}L_{eff}}} + B_{VT}/\sqrt{2} + S_{VT}D; \qquad \text{当 } i \neq j, \left[C_{\hat{p}_1\hat{p}_1}\right]_{ij} = 0 \qquad （A.142）$$

$$\text{当 } i = j, \left[C_{\hat{p}_2\hat{p}_2}\right]_{ij} = \sigma_{\Delta\beta/\beta} = \frac{A_{\beta}/\sqrt{2}}{\sqrt{W_{eff}L_{eff}}} + B_{\beta}/\sqrt{2} + S_{\beta}D; \qquad \text{当 } i \neq j, \left[C_{\hat{p}_2\hat{p}_2}\right]_{ij} = 0 \qquad （A.143）$$

式中，W_{eff} 表示有效栅宽；L_{eff} 表示有效栅长；比例常系数 A_{VT}、S_{VT}、A_{β} 和 S_{β} 表示工艺相关因子；D 表示距离 B_{VT} 和 B_{β} 是常量。

假设交流分量在直流分量附近变化很小，则频率分析容差窗口仅考虑电路性能函数的泰勒展开的一阶和二阶项 $\chi = f(V_T(j\omega), \beta(j\omega))$，在它们的均值（ $= 0$ ）附近，对于 $\rho = 0$，电路性能函数的均值 μ_χ 和 σ_χ 可以估算为

$$\mu_\chi = \chi_0 + \frac{1}{2}\sum_{i=1}^{n}\left\{\frac{\partial^2\left|\chi\left(V_{Ti}, j\omega\right)\right|}{\partial V_{Ti}^2}\sigma_{VTi}^2 + \frac{\partial^2\left|\chi\left(V_{\beta i}, j\omega\right)\right|}{\partial \beta_i^2}\sigma_{\beta i}^2\right\} \qquad （A.144）$$

$$\sigma_x^2 = \sum_{i=1}^{n}\left\{\frac{\partial^2\left|\chi\left(V_{Ti}, j\omega\right)\right|}{\partial V_{Ti}^2}\sigma_{VTi}^2 + \frac{\partial^2\left|\chi\left(V_{\beta i}, j\omega\right)\right|}{\partial \beta_i^2}\sigma_{\beta i}^2\right\} \qquad （A.145）$$

式中，n 是电路中晶体管的总数，并且 μ_χ 是局部或全局参数变化情况下 $\chi = f(V_T(j\omega), \beta(j\omega))$ 的平均值。

A.12　判别分析

由于无差错电路和故障电路的测量值中的重叠区域，加剧了可接受容差窗口的导出，从而导致用于故障检测的模糊区域。设一维测量空间 Γ_G 和 Γ_F 分别表示无故障和有故障的判别区域，而 $f(\psi_n|G)$ 和 $f(\psi_n|F)$ 分别表示无故障和有故障的情况下的 ψ_n 分布，则

$$\alpha = P\left(\psi_n \in \Gamma_F \mid G\right) = \int_{\Gamma_F} f_{\psi_n}\left(\psi_n \mid G\right)\mathrm{d}\psi_n$$
$$= P\left\{\bar{\psi} \geq c \mid \psi \sim N\left(\mu_G, \sigma^2/n\right)\right\} = P\left(Z \geq \frac{c - \mu_G}{\sigma/\sqrt{n}}\right) \qquad （A.146）$$

$$\beta = P\left(\psi_n \in \Gamma_G \mid F\right) = \int_{\Gamma_G} f_{\psi_n}\left(\psi_n \mid F\right)\mathrm{d}\psi_n$$
$$= P\left\{\bar{\psi} < c \mid \psi \sim N\left(\mu_F, \sigma^2/n\right)\right\} = P\left(Z < \frac{c - \mu_F}{\sigma/\sqrt{n}}\right) \qquad （A.147）$$

式中，$Z\sim N(0,1)$ 是标准正态分布；α 表示无故障电路在无故障时被拒绝的概率；β 表示有故障的电路在有故障时被接受的概率；临界区的临界常数 c 则是

$$C=\left\{(\psi_1,\cdots,\psi_n):\bar{\psi}\geqslant c\right\} \tag{A.148}$$

$$P(G)=P\left(\psi_n\in\Gamma_G\mid G\right)=\int_{\Gamma_G}f_{\psi_n}\left(\psi_n\mid G\right)\mathrm{d}\psi_n=1-\int_{\Gamma_G}f_{\psi_n}\left(\psi_n\mid F\right)\mathrm{d}\psi_n=1-\beta \tag{A.149}$$

并且

$$P(F)=P\left(\psi_n\in\Gamma_F\mid F\right)=\int_{\Gamma_F}f_{\psi_n}\left(\psi_n\mid F\right)\mathrm{d}\psi_n=1-\int_{\Gamma_F}f_{\psi_n}\left(\psi_n\mid G\right)\mathrm{d}\psi_n=1-\alpha \tag{A.150}$$

如果 $\psi\sim N(\mu,\sigma^2)$，那么 $Z=(\psi-\mu/\sigma)\sim N(0,1)$。在本例中，由于假设 ψ 是正态分布，因此 ψ 的样本均值 $\bar{\psi}\sim N(\mu,\sigma^2/n)$。由于 α 和 β 表示来自同一决策问题的事件的概率，所以它们并不相互独立，也不独立于样本大小。显然，希望决策过程使得 α 和 β 都较小。但是，通常，对于固定样本大小，一种错误的减少导致另一种错误的增加。同时减少两类错误的唯一方法就是增加样本大小。但是这一过程被证明是耗时间的。Neyman–Pearson 检验是贝叶斯检验的特例，当先验概率未知或者决策的贝叶斯平均损失难以评估或客观设置时，它可以提供一个可行的解决方案。Neyman-Pearson 检验基于临界区域 $C*\subseteq\Omega$，其中 Ω 是检验统计的样本空间：

$$C*=\left\{(\psi_1,\cdots,\psi_n):l(\psi_1,\cdots,\psi_n\mid G,F)\leqslant\lambda\right\} \tag{A.151}$$

在所有具有显著性水平 α 的检验中，它的功耗最大（故障电路的故障被接受概率 β 最小）。通过引入拉格朗日乘数 λ 考虑约束条件，可以得出以下损失函数 J，该损失函数必须相对于检验和 λ 最大化：

$$J=1-\beta+\lambda\left(\alpha_0-\alpha\right)=\lambda\alpha_0+\int_{\Gamma_G}f_{\psi_n}\left(\psi_n\mid F\right)-\lambda f_{\psi_n}\left(\psi_n\mid G\right)\mathrm{d}\psi_n \tag{A.152}$$

通过选择临界区域 Γ_G 来最大化 J，我们选择了 $\psi_n\in\Gamma_G$，使被积函数是正的。这样就可以得到 Γ_G：

$$\Gamma_G=\left\{\psi_n:\left[f(\psi_n\mid F)-\lambda f_{\psi_n}\left(\psi_n\mid G\right)\right]>0\right\} \tag{A.153}$$

Neyman-Pearson 检验决策规则 $\phi(\psi_n)$ 可以写为似然比检验：

$$\phi(\psi_n)=\begin{cases}1(\text{通过}) & \text{if } l(\psi_1,\cdots,\psi_n\mid G,F)\geqslant\lambda\\0(\text{未通过}) & \text{if } l(\psi_1,\cdots,\psi_n\mid G,F)<\lambda\end{cases} \tag{A.154}$$

假设 ψ_n 是电源电流带来的服从独立同分布 $N(\mu,\sigma^2)$ 的随机数值。这一电源电流带来的独立同分布 $N(\mu,\sigma^2)$ 的随机数值的似然函数就可以由下式给出，其中 $\mu_F>\mu_G$：

$$(\psi_1, \cdots, \psi_n) = \exp\left\{-\frac{1}{2\sigma^2}\sum_{i=1}^{n}(\psi_i - \mu_G)^2\right\} \bigg/ \exp\left\{-\frac{1}{2\sigma^2}\sum_{i=1}^{n}(\psi_i - \mu_F)^2\right\}$$

$$= \exp\left\{\frac{1}{2\sigma^2}\left(\sum_{i=1}^{n}(\psi_i - \mu_F)^2 - \sum_{i=1}^{n}(\psi_i - \mu_G)^2\right)\right\} \quad (\text{A.155})$$

这样就有

$$\sum_{i=1}^{n}(\psi_i - \mu_F)^2 - \sum_{i=1}^{n}(\psi_i - \mu_G)^2 = n(\mu_F^2 - \mu_G^2) - 2n\overline{\psi}(\mu_F - \mu_G) \quad (\text{A.156})$$

使用 Neyman–Pearson 引理，最有效的显著性水平 α 的检验的判别区域是

$$C* = \left\{(\psi_1, \cdots, \psi_n): \exp\left\{\frac{1}{2\sigma^2}\left(n(\mu_F^2 - \mu_G^2) - 2n\overline{\psi}(\mu_F - \mu_G)\right)\right\} \leqslant \lambda\right\}$$

$$= \left\{(\psi_1, \cdots, \psi_n): \overline{\psi} \geqslant \frac{-\sigma^2}{n(\mu_F - \mu_G)}\log\lambda + \frac{(\mu_F + \mu_G)}{2}\right\} \quad (\text{A.157})$$

$$= \left\{(\psi_1, \cdots, \psi_n): \overline{\psi} \geqslant \lambda*\right\}$$

为了使检验具有显著性水平 α：

$$P\left(\overline{\psi} \geqslant \lambda* \mid \psi \sim N(\mu, \sigma^2/n)\right) = P\left(Z \geqslant \frac{\lambda* - \mu_G}{\sigma/\sqrt{n}}\right) = \alpha \Rightarrow \lambda* = \mu_G + z_{(1-\alpha)}\frac{\sigma}{\sqrt{n}} \quad (\text{A.158})$$

式中，$P(Z<z_{(1-\alpha)})=1-\alpha$，该式可重写为 $\Phi^{-1}(1-\alpha)$。$z_{(1-\alpha)}$ 是 Z 的 $(1-\alpha)$ 分位数，服从标准正态分布。根据 Neyman-Pearson 引理，临界区域的边界保证了对于给定的 α 和 n 有最小的 β。通过前面两个方程，我们就可以检验 T 的拒绝域：

$$T = \frac{\overline{\psi} - \mu_G}{\sigma/\sqrt{n}} \geqslant z(1-\alpha) \quad (\text{A.159})$$

同样，要构建双侧对立假设检验，一种方法是将两个用于单侧对立假设检验的判别区域进行组合。两个单侧检验构成了判别区域：

$$C* = \left\{(\psi_1, \cdots, \psi_n): \overline{\psi} \leqslant \lambda_2^*, \overline{\psi} \geqslant \lambda_1^*\right\} \quad (\text{A.160})$$

$$\lambda_1^* = \mu_G + z_{\left(1-\frac{\alpha}{2}\right)}\frac{\sigma}{\sqrt{n}} \quad \lambda_2^* = \mu_G - z_{\left(1-\frac{\alpha}{2}\right)}\frac{\sigma}{\sqrt{n}} \quad (\text{A.161})$$

这样，检验 T 的拒绝域：

$$T = \frac{\bar{\psi} - \mu_{\mathrm{G}}}{\sigma / \sqrt{n}} \leqslant -z_{\left(1-\frac{\alpha}{2}\right)} \quad 或 \quad T = \frac{\bar{\psi} - \mu_{\mathrm{G}}}{\sigma / \sqrt{n}} \geqslant z_{\left(1-\frac{\alpha}{2}\right)} \qquad （\mathrm{A}.162）$$

如果变量 σ^2 未知，就可以找到一个判别区域：

$$C* = \left\{ (\psi_1, \cdots, \psi_n) : t = \frac{\bar{\psi} - \mu_{\mathrm{G}}}{S / \sqrt{n}} \geqslant \lambda_1^* \right\} \qquad （\mathrm{A}.163）$$

式中，t 服从 $n-1$ 阶自由度的 t 分布；S 是 σ^2 置信区间的无偏估计量。选择 λ_1^* 使

$$\alpha = P\left(\frac{\bar{\psi} - \mu_{\mathrm{G}}}{S / \sqrt{n}} \geqslant \lambda_1^* \mid \frac{\bar{\psi} - \mu_{\mathrm{G}}}{S / \sqrt{n}} \sim t_{n-1} \right) \qquad （\mathrm{A}.164）$$

为了给出对显著性 α 的检验。检验 T 的拒绝域：

$$T = \frac{\bar{\psi} - \mu_{\mathrm{G}}}{S / \sqrt{n}} \geqslant t_{n-1, \alpha} \qquad （\mathrm{A}.165）$$

如果变量 σ^2 未知，则双侧对立假设的判别区域具有以下形式：

$$C* = \left\{ (\psi_1, \cdots, \psi_n) : t = \frac{\bar{\psi} - \mu_{\mathrm{G}}}{S / \sqrt{n}} \leqslant \lambda_2^*, t \geqslant \lambda_1^* \right\} \qquad （\mathrm{A}.166）$$

其中选择 λ_1^* 和 λ_2^* 使

$$\alpha = P\left(\frac{\bar{\psi} - \mu_{\mathrm{G}}}{S / \sqrt{n}} \leqslant \lambda_2^* \mid \frac{\bar{\psi} - \mu_{\mathrm{G}}}{S / \sqrt{n}} \sim t_{n-1} \right) + P\left(\frac{\bar{\psi} - \mu_{\mathrm{G}}}{S / \sqrt{n}} \geqslant \lambda_1^* \mid \frac{\bar{\psi} - \mu_{\mathrm{G}}}{S / \sqrt{n}} \sim t_{n-1} \right) \quad （\mathrm{A}.167）$$

为了给出对显著性 α 的检验。检验 T 的拒绝域：

$$T = \frac{\bar{\psi} - \mu_{\mathrm{G}}}{S / \sqrt{n}} \leqslant -t_{n-1, \frac{\alpha}{2}} \quad 或 \quad T = \frac{\bar{\psi} - \mu_{\mathrm{G}}}{S / \sqrt{n}} \geqslant t_{n-1, \frac{\alpha}{2}} \qquad （\mathrm{A}.168）$$

参考文献

1. R.P. Jindal, Compact noise models for MOSFETs. IEEE Trans. Electron Devices **53**(9), 2051–2061 (2006)
2. J. Ou, in g_m/I_D based noise analysis for CMOS analog circuits, *Proceedings of IEEE International Midwest Symposium on Circuits and Systems*, pp. 1–4, 2011
3. W. Wattanapanitch, M. Fee, R. Sarpeshkar, An energy-efficient micropower neural recording amplifier. IEEE Trans. Biomed. Circuits Syst. **1**(2), 136–147 (2007)
4. M. Zamani, A. Demosthenous, in Power optimization of neural frontend interfaces, *Proceedings of IEEE International Symposium on Circuits and Systems*, pp. 3008–3011, 2015
5. C.C. Liu et al., A 10-bit 50-MS/s SAR ADC with a monotonic capacitor switching procedure. IEEE J. Solid-State Circuits **45**(4), 731–740 (2010)
6. D. Zhang, C. Svensson, A. Alvandpour, in Power consumption bounds for SAR ADCs, *Proceedings of IEEE European Conference on Circuit Theory and Design*, pp. 556–559, 2011
7. T. Yu, S. Kang, I. Hajj, T. Trick, in Statistical modeling of VLSI circuit performances, *Proceedings of IEEE International Conference on Computer-aided Design*, pp. 224–227, 1986
8. K. Krishna, S. Director, The linearized performance penalty (LPP) method for optimization of parametric yield and its reliability. IEEE Trans. CAD Integr. Circuits Syst. 1557–1568 (1995)
9. MOS model 9, available at http://www.nxp.com/models/mos-models/model-9.html
10. M. Pelgrom, A. Duinmaijer, A. Welbers, Matching properties of MOS transistors. IEEE J. Solid-State Circuits **24**(5), 1433–1439 (1989)
11. V. Litovski, M. Zwolinski, *VLSI Circuit Simulation and Optimization* (Kluwer Academic Publishers, Dordrecht, 1997)
12. K. Kundert, *Designer's Guide to Spice and Spectre* (Kluwer Academic Publishers, Dordrecht, 1995)
13. J. Vlach, K. Singhal, *Computer Methods for Circuit Analysis and Design* (Van Nostrand Reinhold, New York, 1983)
14. N. Higham, *Accuracy and Stability of Numerical Algorithms* (SIAM, Philadelphia, 1996)
15. W.J. McCalla, *Fundamentals of Computer-aided Circuit Simulation* (Kluwer Academic Publishers, Dordrecht, 1988)
16. F. Scheid, *Schaum's Outline of Numerical Analysis* (McGraw-Hill, New York, 1989)
17. E. Cheney, *Introduction to Approximation Theory* (American Mathematical Society, Providence, 2000)
18. S. Director, R. Rohrer, The generalized adjoint network and network sensitivities. IEEE Trans. Comput. Aided Des. **16**(2), 318–323 (1969)
19. D. Hocevar, P. Yang, T. Trick, B. Epler, Transient sensitivity computation for MOSFET circuits. IEEE Trans. Comput. Aided Des. CAD-4, 609–620 (1985)
20. Y. Elcherif, P. Lin, Transient analysis and sensitivity computation in piecewise-linear circuits. IEEE Trans. Circuit Syst. I **38**, 1525–1533 (1991)
21. T. Nguyen, P. O'Brien, D. Winston, in Transient sensitivity computation for transistor level analysis and tuning, *Proceedings of IEEE International Conference on Computer-Aided Design*, pp. 120–123, 1999
22. K. Abadir, J. Magnus, *Matrix Algebra* (Cambridge University Press, Cambridge, 2005)
23. A. Papoulis, *Probability, Random Variables, and Stochastic Processes* (McGraw-Hill, New York, 1991)
24. C. Gerald, *Applied Numerical Analysis* (Addison Wesley, Reading, 2003)